I0040545

NOTICE

STATISTIQUE ET MÉDICALE

SUR

LA MALOU-LES-BAINS

(HÉRAULT).

TYP. HENNUYER, RUE DU BOULEVARD, 7. BATIGNOLLES.
Boulevard extérieur de Paris.

NOTICE

STATISTIQUE ET MÉDICALE

SUR

LA MALOU-LES-BAINS

(HÉRAULT)

SUIVIE DE L'APPLICATION DES EAUX ALCALINO-FERRUGINEUSES ET ARSENICALES

DE LA MALOU-L'ANCIEN

Au traitement du Rhumatisme, de la Névropathie, de la Paraplégie, et de la Chloro-anémie

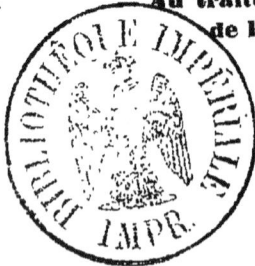

PAR

LE Dʳ J.-L. PRIVAT

MÉDECIN-INSPECTEUR.

Ars tota in observatione.

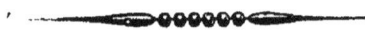

PARIS

J.-B. BAILLIÈRE ET FILS, LIBRAIRES-ÉDITEURS,

RUE HAUTEFEUILLE, 19.

1858

A M.-J.-BÉRARD,

DOYEN ET PROFESSEUR (DE TOXICOLOGIE) A LA FACULTÉ DE MÉDECINE
DE MONTPELLIER, CORRESPONDANT DE L'INSTITUT, ETC.

Au titre de maître, vous avez bien voulu ajouter le précieux titre d'ami... Sans dire et votre bienveillance et vos droits acquis, je m'estimerai heureux, CHER ET BIEN-AIMÉ MAÎTRE, si vous trouvez, dans l'hommage de ce modeste *Essai,* l'expression de toute ma gratitude et du plus affectueux dévouement !

L. PRIVAT.

A M. LE Dr J.-B. CARDINAL,

INSPECTEUR ADJOINT DES EAUX DE CAUTERETS, EX-INSPECTEUR
DES EAUX DE LA MALOU.

Témoignage de bonne amitié.

L. PRIVAT.

PRÉFACE.

———

Les eaux minérales, on l'a dit avec raison, sont devenues un vrai besoin du siècle.

Nos ancêtres, dont les mœurs étaient généralement plus simples, étaient peut-être aussi moins sujets à cette série d'affections névropathiques, dont les habitudes et les mœurs de notre époque semblent favoriser le développement.

Sans doute, l'homme a toujours été faible et sujet à l'erreur ; mais ne dirait-on pas qu'aujourd'hui ses besoins vont se multipliant comme ses appétits, et que ces derniers deviennent, de jour en jour, plus insatiables ? De là, tant de déceptions, de froissements, de souffrances …. ; et cette prompte *usure* de la vie, sous l'influence de mille causes diverses, et surtout dépressives, énervantes ; d'excès et d'abus de toute espèce. De là, enfin, tant de *douleurs*, physiques et morales, que cache ou que dore plus d'une fois notre belle civilisation moderne.

Mais quand l'homme se trouve ainsi placé dans des conditions spéciales, ne devrait-on pas trouver un remède capable de conserver son existence et de remédier à ses maux, dans la mesure du possible ?

Pour nous, médecin, ce moyen, à la fois hygiénique et curateur, consiste surtout dans l'emploi opportun des eaux minérales, agent trop peu connu, et dont l'expérience journalière atteste, pourtant, l'efficacité. Aussi, l'utilité réelle, plutôt que la mode, attire-t-elle déjà sur ce terrain et les lumières de la science et l'attention des gouvernements de tous les pays civilisés.

C'est pour répondre à ce besoin, tout à fait actuel, que nous voyons, surtout depuis quelques années, la plupart des médecins qui s'occupent sérieusement de l'étude des eaux minérales dire la puissance de ce moyen et tout son avenir, en même temps qu'ils produisent le fruit de leur pratique et le tribut de leurs lumières sur cette importante question.

Encouragé par la force de l'exemple, nous venons, dans l'intérêt de la science et de l'humanité, apporter notre faible contingent, alors surtout que l'action *reconstituante* de nos eaux semble modifier, d'une manière particulière et assez avantageuse, cet état névropathique dont nous venons de parler.

Mai 1858.

NOTICE

STATISTIQUE ET MÉDICALE

SUR

LA MALOU-LES-BAINS

(HÉRAULT).

CONSIDÉRATIONS GÉNÉRALES.

———

L'objet de cette monographie est de faire connaître les eaux minéro-thermales de La Malou, d'en indiquer les principales propriétés physiques, chimiques et médicales ; d'exposer, surtout, le résultat thérapeutique de leur application au traitement de quelques affections morbides déterminées.

Ce n'est point sans quelque hésitation que nous avons entrepris ce travail : écrire sur les eaux minérales nous a toujours paru chose assez difficile ; car la science hydrologique est loin d'avoir dit son dernier mot.

Maintenant si, au mutisme de la Faculté, on ajoute l'influence de la réclame et même celle de quelques livres soidisant spéciaux, mais trop souvent écrits à distance, on comprendra notre réserve en même temps que la défiance, de la part des praticiens consciencieux, au sujet de la plupart des monographies de cette espèce.

Depuis quelques années, nous nous occupons de l'étude

des eaux minérales, plus spécialement de celles dont l'inspection nous a été confiée. Les faits que nous allons exposer seront le résumé fidèle de nos observations à ce sujet.

Disons, toutefois, qu'une chose nous a souvent frappé : d'où vient que la plupart des hommes, qui seraient le plus capables de nous faire profiter de leur expérience, donnent si rarement la théorie de ce qu'ils ont pratiqué? Est-ce le temps qui leur manque? ou la pratique elle-même leur inspirerait-elle des doutes sur l'utilité des théories? ou bien encore, quelques-uns d'entre eux seraient-ils retenus par la crainte de voir l'or mêlé aux scories, ou confondu avec le clinquant?

Le savant Prunelle, dont le silence a été assez éloquent, nous disait à ce sujet, peu d'années avant sa mort: « A quoi bon écrire, pourvu que notre expérience profite aux malades dont nous devons diriger le traitement?»

N'attribue-t-on pas encore aux médecins des eaux l'habitude d'appliquer ces dernières à toute sorte de maladies? Comme si le banal reproche : *Buvez de mon eau*, ne trouvait pas souvent un démenti formel dans le résultat de l'expérience journalière!...

Convenons, toutefois, que l'étude des indications, et surtout des contre-indications des eaux minérales, en général, et même des diverses sources en particulier, laisse encore beaucoup à désirer.

Quand l'élève aura acquis à la Faculté quelques notions sur l'hydrologie minérale ; lorsque les circonstances permettront au gouvernement de remettre en vigueur les mesures aussi sages qu'éclairées, prises à ce sujet, il y a quelques années, par un savant illustre, durant son trop court passage au ministère de l'agriculture et du commerce ; quand on aura, si j'ose dire, formé des médecins, et surtout des praticiens spéciaux, auxquels leur position puisse permettre de s'occuper d'une manière particulière de l'étude et de l'application des eaux minérales; on ne lira point sans quelque intérêt les divers écrits publiés sur la matière ; parce qu'alors la plus modeste monographie se recommandera par son originalité, par sa véracité, et surtout par l'expérience de l'écrivain observateur.

Alors chaque source ne tarderait point à être connue; on préciserait mieux les cas dans lesquels telles eaux devraient être employées de préférence à telles autres ; alors aussi plus d'un malade envoyé aux Pyrénées, par exemple, n'aurait plus, comme autrefois, à prendre l'avis d'un maître d'hôtel ou d'un correspondant (à Bordeaux, à Toulouse, ou ailleurs), au sujet des eaux qui lui conviennent : peut-être, enfin, pourrait-on avancer qu'un médecin fait la réputation de ses eaux, ainsi qu'on l'a dit de Bordeu, d'Anglada, et comme l'attesteraient au besoin Vichy, le Mont-Dor, Aix-en-Savoie (¹), etc.

Par suite, la thérapeutique des affections chroniques, en général, aurait fait un grand pas ; et tels malades pourraient aller demander avec quelque confiance à ces médications, préparées dans les grands laboratoires de la nature, un soulagement, souvent même une guérison qu'ils ont vainement cherchée ailleurs.

Ne dirait-on pas, en effet, que c'est dans l'usage des eaux minérales que la Providence a placé ce digne but de la médecine, qui consiste à guérir; à guérir simplement? Ajoutons à guérir le plus simplement et le plus agréablement possible.

Dans tous les temps les affections chroniques ont offert

(1) Tout le monde sait ce que ce dernier établissement doit à la famille Despine. Nous sommes heureux de pouvoir rendre ici à M. le docteur Despine un témoignage public de notre admiration pour ce

un vaste champ à l'étude et à la sage expérimentation des vrais praticiens, tout comme elles ont été trop souvent l'objet de l'exploitation des empiriques de toute espèce.

Ce n'est point ici le lieu de parler de l'influence des divers systèmes médicaux sur la pratique. Citons, toutefois, en passant, deux exemples à ce sujet : nous avons vu un assez grand nombre de malades qui avaient fait usage de l'hydrothérapie. Quelques-uns s'étaient bien trouvés de ce moyen, tandis que chez d'autres cette médication n'avait produit aucun résultat avantageux, quand l'état primitif n'avait pas été aggravé sous son influence. Est-ce à dire que l'hydrothérapie doit être exclue de la thérapeutique ? Nullement ; mais qu'on en précise les indications et les contre-indications, sans laisser croire qu'il s'agit d'une panacée universelle, et alors, non-seulement l'hydrothérapie restera dans la thérapeutique, mais elle deviendra surtout un auxiliaire de la médication hydro-minérale.

Autre exemple. Sans appartenir à cette secte plus ou moins médicale, qui, répudiant l'héritage scientifique recueilli par nos pères avec tant de labeur, affirme que la vérité médicale éclose de la tête d'un penseur allemand ne date que d'*hier*, nous sommes convaincu qu'il reste beaucoup à faire, sous le rapport de l'étude de l'action des médicaments en général, et même de l'application de ces derniers à doses minimes ; et comme preuve de cette double assertion, nous n'hésitons point à signaler comme un exemple frappant de cette vérité le mode d'action soit physiologique, soit thérapeutique des eaux minérales. — Ici comme ailleurs, c'est l'exclusivisme qui tue le système.

Qui nous dira le dernier mot de l'action curative de l'électricité ? Qui nous initiera (en dehors de ses trop nom-

que ses ancêtres et lui ont fait à ce sujet, et de notre gratitude pour le bienveillant accueil qu'il nous a fait.

breux abus) aux mystères, et peut-être bien à la puissance du magnétisme?...

Si la vie était moins courte, l'homme jugerait mieux, parce qu'il aurait plus vu et mieux apprécié.

Peut-être devrions-nous mentionner ici la tendance, qui, dit-on, se produit dans le monde médical vers les croyances thérapeutiques. Mais ce mouvement n'est à nos yeux que l'expression d'un fait naturel dans l'état de perfectionnement incessant de toute science qui a pour base l'observation. — L'opium, le quinquina, la noix vomique et leurs alcaloïdes, le fer, le mercure, l'iode, l'ipéca, les purgatifs, la belladone, la digitale, l'huile de foie de morue, les bains de mer, les eaux minérales.... sont des médicaments tout à fait usuels.

Y aurait-il quelque présomption à dire qu'aujourd'hui on définit mieux la maladie et qu'on tâche de la distinguer plus nettement? Or, pourquoi agirait-on différemment, quand il s'agit de l'application d'un remède ?...

Ainsi procède-t-on du simple au composé, étudiant avec soin et observant scrupuleusement les effets obtenus. Telle est, d'ailleurs, la marche que semble nous indiquer la nature. Or, la thérapeutique, en général, et plus particulièrement celle des maladies chroniques, consiste surtout à imiter la nature, à la suivre dans ses mouvements, à ne pas la contrarier, à savoir temporiser, à attendre l'*occasion* favorable pour intervenir, sans oublier que la guérison est souvent possible, mais suivant des modes très-divers, et qu'il ne suffit point d'agir, mais bien d'agir à propos et avec discernement.

S'il n'est pas un praticien qui n'ait eu souvent l'occasion de constater ce fait, on peut dire qu'il y a peu de médecins attachés aux diverses sources minérales, qui n'assistent journellement à de nombreuses cures, s'opérant sous leurs

yeux d'une manière toute naturelle par la puissante influence de la médication thermale.

Les maladies chroniques sont aussi nombreuses que diverses. Signalons, au sujet de l'application de nos eaux,
quelques affections diathésiques, essentielles, parfois
même symptomatiques, sans, ou même avec lésion organique ; mais plutôt avec lésion purement fonctionnelle :
le rhumatisme, la névropathie, etc.

Pour nous, le mot *névropathie* exprimera, si l'on veut,
toute affection morbide des centres nerveux, de leurs pro-
longements ou de leurs enveloppes : la paralysie et la né-
vrite ; les névroses comme la névralgie se rattacheront à
ce chef.

Nous ajouterons quelques faits, pour prouver l'action
bienfaisante de nos eaux dans divers cas plus ou moins
graves d'affections rhumatismales et névropathiques, dans
le traitement de quelques paralysies et plus spécialement
de quelques paraplégies, soit diathésiques, soit nerveuses,
soit congestives (hyperhémiques), soit par épuisement, ou
bien résultant d'un état purement anémique ou chloro-
anémique.

Est-il besoin de dire que le médecin des eaux, essentiellement clinicien, n'appartient à aucune école exclusiviste,
l'expérience journalière venant lui démontrer que si les
uns négligent les faits pour la théorie, il arrive plus d'une
fois aux autres de remplacer les faits par des explications.

Il sait fort bien que, s'il est vrai que les philosophes de
toutes les époques semblent être contemporains, le même
reproche pourrait être adressé aux médecins purement
théoriciens ; il sait, enfin, que l'expérience et l'observation
doivent se donner la main. Car, « la nature, disait naguère
un membre de l'Académie de médecine ([1]), produit à chaque

_____

([1]) M. Lecanu. V. *Bulletin de l'Acad. de médecine*, t. XXII; p. 241.

instant, par des moyens divers, des effets que nous regardons comme analogues, bien qu'il existe entre eux des différences que la théorie ne saisit pas, mais que la pratique nous démontre. »

Faut-il citer comme exemples et les ressemblances qui existent entre diverses lésions externes (quelques éruptions cutanées), et telles lésions spontanées ou de cause interne, et ces sortes de suspensions, ces arrêts dans la marche ou le développement d'une lésion organique jugée incurable ; et ces appareils incomplets, ces organes pour ainsi dire tronqués, mais dont les fonctions, suppléées à propos, s'exécutent *quand même*, à la grande surprise du statisticien et de l'anatomo-pathologiste le plus habile?...

Tout le monde comprend ce besoin comme instinctif qui semble travailler l'intelligence humaine, quand il s'agit de trouver une explication, de dégager l'inconnue ; mais, on n'ignore pas non plus que ce qui, dans toute science d'observation, constitue un progrès réel, pourrait devenir une source d'erreur. Ici s'applique, en effet, l'axiome *judicium difficile* d'Hippocrate ; car, aujourd'hui comme autrefois,

Iliacos intrà muros peccatur et extrà.

Or, s'il est vrai de dire que l'expérience de tous les jours nous démontre l'imperfection de certaines doctrines ; si, d'autre part, le résultat clinique est le vrai *criterium* de la pathologie, concluons qu'un certain nombre de cures, opérées aux eaux, démontre plus d'une fois cette imperfection doctrinale.

Renfermons-nous donc dans la question pratique ; qu'une observation, patiente et attentive, suivie de la comparaison des faits et de leur classification, forme notre jugement médical, lequel aura ainsi pour base l'induction

baconienne, vrai fondement de la médecine *clinique*.
Cette sage systématisation des faits, reproduisant fidèle-
ment la nature, contribuera, d'ailleurs, à fournir quelques
données, aussi sûres qu'utiles à la science et aux malades.

Serait-ce parce que l'art veut, trop souvent, se poser
comme l'émule de la nature, que l'on voit arriver aux eaux
tant de malades qui ont épuisé toutes les ressources de la
pharmacie, sans obtenir d'autre résultat que le bénéfice
d'une heureuse résistance?

Quoi qu'il en soit, dit à ce sujet M. Baumès, de Lyon ([1]),
« il serait difficile de trouver des ressources pharmaceu-
tiques qui pussent équivaloir, à beaucoup près, aux effets
de l'usage des eaux minérales naturelles, alors qu'il s'a-
git de modifier profondément l'économie. »

Ainsi pensaient les anciens. Pline rapporte qu'ils
croyaient qu'une divinité tutélaire et amie des hommes
présidait à la garde de chaque source minérale. Peut-être
même, dit Alibert ([2]), la superstition et l'ignorance ont-
elles trop consacré l'usage de ce moyen. Quoi qu'il en soit,
continue cet auteur, les eaux minérales n'en sont pas
moins une ressource très-précieuse pour l'art de guérir :
« Si elles ne sont point un remède infaillible dans tous
les cas, elles consolent, du moins, ceux qui en usent, et
arrêtent, pour quelque temps, la marche des maladies
chroniques. Or, comme l'a dit l'immortel observateur
Arétée, tous les malades ne peuvent être rendus à la
santé. La puissance du médecin surpasserait alors celle
des dieux. C'est heureux pour lui, s'il parvient à adoucir
les douleurs et à modérer les progrès du mal, » — *quand il
ne peut le guérir.*

([1]) *Précis sur les diathèses*, p. 182. 1853.
([2]) *Dictionnaire Panckoucke*, art. EAUX MINÉRALES.

Aussi, dit M. Patissier (¹), les eaux minérales sont-elles devenues un besoin du siècle, un moyen à la fois médicamenteux et hygiénique, alors même que leur action thérapeutique n'est point dans un rapport évident avec ce que l'on sait touchant leur constitution chimique. Or, les effets salutaires des eaux, ajoute un peu plus loin ce judicieux auteur (p. 20), ne résultent point de quelques grains en plus ou en moins de sels minéralisateurs, mais plutôt de la manière dont ces sels sont combinés, de la thermalité et du principe en quelque sorte vital qui semble les animer, et qui, jusqu'alors, a été insaisissable.

La classification des eaux minérales pourra donc bien nous indiquer leurs analogies, nous faire même pressentir quelques-unes de leurs propriétés; mais c'est à l'analyse clinique, à l'autorité des faits, qu'il appartient de déterminer leur véritable action thérapeutique.

La chimie moderne, qui a rendu tant de services aux diverses branches de la médecine, vient donner satisfaction à nos exigences scientifiques; mais la synthèse n'en démontre pas moins l'insuffisance de ce moyen, qui reste encore impuissant, quand il s'agit de nous indiquer la raison suffisante de l'action des eaux minérales sur l'économie humaine. Or, le motif de cette impuissance, dit avec raison notre regrettable confrère Andrieu (²), vient de ce que les phénomènes observés chez l'homme sain et malade, étant soumis à des lois qui ne relèvent point de l'ordre physique, il s'ensuit que la chimie sera longtemps impuissante à expliquer et à démontrer le plus grand nombre de ces phénomènes.

Ne demandons à cette science que ce qu'elle peut nous

(1) *Manuel des eaux minérales ; avant-propos.*
(2) *Essai sur les Eaux-Bonnes.* Agen, 1847. *Avant-propos.*

donner, et concluons, avec un juge compétent (¹) en pareille matière, que l'observation clinique, un empirisme raisonné et la tradition, sont pour le praticien un guide plus sûr que l'analyse chimique.

Mais quel est le mode d'action d'un agent, ou mieux, d'une médication aussi complexe? Rationnellement parlant, cette action doit être *une*, comme l'a très-bien dit Andrieu (ouvrage cité), car il est vrai de dire qu'à part cet effet qu'on pourrait appeler *excitant*, et qui semble être commun à toutes les sources minérales, chacune d'entre ces dernières a bien son action cachée, lente, mais continue, ménagée, spéciale, s'il faut le dire.

Quant aux détails, ce serait une manière vicieuse d'apprécier la puissance curative des eaux minérales, dit encore M. Patissier (ouvrage cité), que d'étudier le *modus agendi* de chacun de leurs principes constituants, et d'en déduire l'action générale du composé. « Ce n'est pas ainsi, continue ce savant et judicieux médecin, que les principes agissent sur nos organes lorsqu'on fait usage des eaux à l'intérieur et à l'extérieur ; ils sont alors mêlés, combinés, tels que la nature les a réunis. Or, de leur action réciproque doit nécessairement résulter une action médicatrice, différente de celle que chacun possède dans son état distinct et isolé. »

Ce témoignage confirme ce que nous avancé au sujet de l'importance de l'observation clinique en médecine hydrologique ; médecine qui est basée, elle aussi, sur les faits ou sur la reproduction multipliée du même fait, dans des conditions identiques ou très-analogues.

Ajoutons, avec Andrieu, que c'est de l'étude attentive

(1) M. Patissier, *Bull. de l'Acad. de médecine*, t. XVII, p. 1151. — *Annales de la Société d'hydrologie médicale de Paris*, 1856-1857, t. III, p. 289 ; et l'ouvrage cité.

de ces nombreuses observations, que doivent jaillir, pour
ainsi dire, ces propositions générales, ces principes, ces
lois, qui finissent par constituer la science, et une science
qui embrasse, qui explique le plus grand nombre de faits
possible, non point à l'aide d'un numérisme systématique
et tout à fait stérile, mais par l'induction logique, appliquée à leur appréciation.

S'il est vrai qu'un médicament, classé, connu et expé-
rimenté, soit généralement digne de quelque confiance,
espérons qu'une eau minérale, employée depuis plusieurs
siècles par de nombreux malades, pourra bien mériter dès
aujourd'hui quelque attention.

De l'exposé que nous allons faire dans la partie médicale de ce travail, il devrait résulter, en effet, que, dans
tels cas ou dans telle série de cas donnés, il doit y avoir
entre l'application de notre eau et les résultats obtenus,
une telle coïncidence, qu'on ne puisse s'empêcher d'y voir
une corrélation sensible de cause à effet, de remède à
guérison.

On nous dispensera de toucher ici à certaines digres-
sions, plus usitées qu'utiles, sur les révolutions de notre
planète, sur les causes de la thermalité, de la minéralisation des eaux... Nous ne toucherons pas davantage à la
question de l'*absorption* : question qui n'est point résolue
pour nous, bien que le physicien démontre l'identité de
la thermalité naturelle avec la chaleur ordinaire, et que
quelques physiologistes admettent que nous n'absorbons
ni l'eau ni surtout ses principes minéralisateurs.

Enfin, ne voulant point faire un traité d'hydrologie
minérale, mais devant exposer le simple résultat de notre
expérience, nous n'aurons garde d'aborder et moins encore
de trancher plusieurs autres questions afférentes à ce sujet : nous gardant de dire, par exemple, que l'efficacité,

que l'action d'une eau minérale est en raison du degré de
minéralisation de cette dernière; que telle classe d'eaux
convient exclusivement dans le traitement de telle série
d'affections morbides ; que, de ce qu'un élément minéra-
lisateur est utile dans tels cas donnés, l'eau minérale qui
contiendra cette substance (en proportion notable) devra
être plus efficace encore — les eaux *alcalines* contre le diabète, les eaux *chlorurées* contre la phthisie pulmonaire; —
que, dans le traitement de la paraplégie, il faut s'abstenir
de prescrire la douche sur la colonne vertébrale, ou bien
qu'on doit, dans ce cas, user toujours d'une eau dont la
température soit très-élevée ; qu'il y a contradiction entre
la névralgie et surtout la viscéralgie et son traitement thermal.....

Notre modeste station n'offre, en effet, ni la spécialité de
Vichy, ni la *toute-puissance* de Carlsbad contre la goutte,
ni les merveilles de Gastein, et surtout de Wildbad contre
la paraplégie; ni les miracles plus ou moins *anticongestifs*
ou résolutifs de Monte-Catini (Toscane) contre les engorgements hépatiques, etc.

Aussi notre thérapeutique hydro-minérale sera-t-elle, on
le comprend, aussi limitée que spéciale. Comme nous
n'avons garde de faire un traité de pathologie, et que nous
acceptons le diagnostic établi par les maîtres de la science,
hâtons-nous de dire que nous tâcherons de préciser le plus
possible les indications et les contre-indications de nos
eaux.

Terminons ces réflexions générales en répétant, avec
Andrieu : « La connaissance de l'homme sain ou malade,
jointe à la connaissance du médicament, tel est, pour nous,
le problème à résoudre. »

L'utilité pratique étant notre unique but, nous dirons
avec simplicité et vérité ce que nous avons vu et observé.

PREMIÈRE PARTIE.

HISTORIQUE ET STATISTIQUE LOCALE.

CHAPITRE I.

La Malou. — Son histoire, sa topographie, son climat.

Art. 1. — Historique.

Les eaux minéro-thermales de la source appelée autrefois *La Malou* [1], aujourd'hui La Malou-l'Ancien [2] (grand
établissement), étaient connues dans la contrée depuis un
temps immémorial [3], lorsque, vers la fin du dix-septième

---

[1] Dans le patois du pays, le mot *malou* signifie douleur, et le
mot *doulous* (douleurs) est généralement synonyme de rhumatisme.
Faut-il chercher là une explication étymologique?

[2] Ainsi désigné par feu le docteur Lombard, dans un article sur
les eaux du vallon de La Malou, inséré dans la *Gazette médicale de
Montpellier*, août 1851, p. 71 et suiv.

[3] L'origine de cette découverte semble remonter au onzième siècle,
époque à laquelle on exploitait dans la contrée quelques filons de
plomb argentifère.— Nous avons constaté en 1852, tandis qu'on creu-
sait à quelques mètres de la grande source les fondations d'un mur de
soutènement, l'existence de plusieurs poutrelles (de chêne), disposées
comme dans les galeries des mines ; fait qui, joint à la direction de
cette même galerie et à la nature du terrain qui obstruait cette dernière, semblerait confirmer cette opinion.

siècle (¹), le seigneur du Poujol eut l'heureuse idée de fonder sur les lieux un établissement thermal.

On constate qu'au moins, à dater de cette époque, les médecins de Montpellier et des autres villes circonvoisines envoyaient à La Malou des malades atteints de rhumatisme, de névralgie sciatique, de diverses paralysies, d'accès de fièvre rebelles, etc.

Ch. Leroy écrivait (²) en 1758 que ces bains — *tempérés* — jouissaient d'une grande efficacité dans le traitement de la sciatique, de la goutte et du rhumatisme. Vers la même époque, Masars de Cazelles, médecin exerçant alors dans la contrée (et devenu plus tard agrégé à la Faculté de Toulouse), adressait à l'*Académie des sciences et belles-lettres de Béziers* un mémoire dans lequel il citait deux cas de *paralysie de vessie* guéris par les injections d'eau de La Malou. L'auteur qui donne l'analyse de ces observations (³) ajoute qu'avant la publication de ces dernières on ne connaissait point une semblable vertu à ces eaux, qui n'étaient employées en bain que contre la gale, les douleurs rhumatiques, *l'engourdissement, la stupeur des membres*, tandis qu'on les prescrivait en boisson, à titre de stomachiques et de diurétiques.

Deux notices sur La Malou ont été publiées depuis par nos prédécesseurs médiats. La seconde édition du mémoire de M. Saisset (⁴) remonte à 1812; la monographie de M. Dupré date de 1842.

---

(1) Un vieux compoix de la commune, dressé en 1702, porte (p. 175, n° 1863) que le seigneur du Poujol était possesseur d'*une maison servant de bains, avec tronçon de terre appelé Bains de La Malou.*

(2) *De aquarum mineralium natura et usu.*

(3) V. *Dict. minéralogique et hydrologique de la France.* Paris, 1772, p. 392.

(4) *Mémoire pratique sur les bains de La Malou.* Montpellier, 1812.

Ajoutons, pour être exact, que tout ce qui a été écrit sur les eaux de La Malou jusqu'à ces dernières années ([1]) concerne exclusivement *La Malou-l'Ancien*, y compris toutefois les deux sources de *Capus* et de *La Vernière*, servant pour la buvette et dont il sera question un peu plus loin.

Enfin, ces eaux peu connues ont été classées de la manière la plus diverse (Eaux acidules thermales ([2]), — acidules alcalines ([3]), — salines ([4]), — salines faibles ([5]), — gazeuses de second ordre ([6]), — ferrugineuses ([7])...). M. Dupré les place parmi les acidules ferrugineuses ([8]), avec la distinction suivante pour chacune des trois sources :

A. grande source ; acidule, alcalino-ferrugineuse ;

B. source Capus (buvette) : acidule, gazeuse, fortement ferrugineuse ;

C. source de La Vernière (buvette) : acidule, gazeuse, faiblement ferrugineuse.

Il nous semblerait résulter des études chimiques les plus

— *Observations sur l'action générale des eaux minérales de La Malou.* Tarbes, 1842.

(1) V. 1° l'article du journal déjà cité, et 2° une thèse (a) pour le doctorat, soutenue à Montpellier en 1855, — Comme il serait difficile, sauf intuition, d'écrire sérieusement sur tel médicament qu'on n'aurait ni vu, ni employé, il s'ensuit que ce qui a été dit dans ces deux écrits ne saurait avoir trait à la question pratique.

(2) *Manuel de M. Patissier*, 1837.

(3) *Annuaire des eaux de la France*, 1851.

(4) Rapport lu à l'Académie de médecine (14 août 1841).

(5) *Ibid.* (30 septembre 1851).

(6) *Guide aux eaux minérales*, par M. Isid. Bourdon.

(7) Rapport à l'Académie de médecine (12 novembre 1853).

(8) Ouvrage cité, p. 55.

(a) *Etude sur le vallon thermal de La Malou et sur les bains de La Malou-le-Haut en particulier.*

récentes que ces eaux pourraient être considérées comme étant *alcalino-ferrugineuses* et *arsenicales*, et classées en conséquence (bicarbonatées et ferrugineuses).

Terminons ce court historique en disant que, depuis ces dernières années, trois nouvelles sources ont été aménagées dans le vallon. Deux d'entre ces dernières sont déjà exploitées comme établissements de bains et la troisième comme buvette. Il est même vrai de dire que le nombre et l'abondance des sources qui se perdent dans le ruisseau, joint à celui des sources en exploitation, est assez considérable pour qu'il soit permis de présumer qu'avec du temps, de l'intelligence et des ressources, cette contrée pourra devenir un jour une métropole hydro-minérale assez importante.

Art. 2. — Topographie.

Le vallon de La Malou est situé au pied des divers coteaux qui forment le versant oriental du mont Caroux. La source principale sourd au pied du coteau appelé *Usclade*, à une élévation de 194 mètres au-dessus du niveau de la mer [1].

L'établissement thermal avec sa buvette (appelée *Petite-Source*, source Stoline) est placé dans un vaste hôtel, autour duquel viennent se grouper plusieurs maisons destinées à loger les personnes qui désirent faire leur ménage, ou celles qui ne trouvent point de place à l'hôtel. L'état, un peu primitif, laisse encore à désirer, sans doute ; mais cette disposition des lieux n'en procure pas moins aux baigneurs, outre la faculté de ne point sortir de chez eux, l'avantage de pouvoir passer presque immédiatement de leur chambre au

[1] V. la notice de M. Marcel de Serres sur l'*Altitude de différents points du département de l'Hérault* (*Annuaire de* 1852).

bain, et réciproquement. Or, cet avantage est d'autant plus précieux que les malades peuvent faire usage des eaux en toute saison. — Il ne serait pas moins facile; et nous espérons qu'on ne tardera point à réaliser ce projet, de chauffer tous les appartements du rez-de-chaussée de ce vaste hôtel, au moyen de l'eau thermale circulant dans des tuyaux disposés à cet effet.

Deux quartiers distincts, l'un pour les hommes, l'autre pour les femmes, constituent l'établissement thermal. Chaque quartier a sa piscine, ses deux cabinets à baignoire et son cabinet de douches, donnant dans une pièce appelée *chauffoir* ou vestiaire. Chaque côté a aussi un cabinet indépendant, à deux baignoires.

Généralement, on ne se baigne que dans les piscines ou bassins dans lesquels l'eau, arrivant du sol et s'échappant par un déversoir situé à une hauteur convenable, se renouvelle ainsi constamment, au grand avantage des baigneurs. Une ouverture pratiquée à la voûte favorise le renouvellement de l'air.

La petite source dont nous avons parlé alimente un bassin indépendant, destiné aux enfants ainsi qu'aux personnes pour lesquelles on pourrait craindre les effets d'une température plus élevée.

La Malou-l'Ancien est situé dans la commune de Villecelle (Hérault), à 500 mètres environ de la route départementale n° 8, qui traverse la jolie vallée de l'Orb, entre le Poujol et Hérépian, et à 7 kilomètres de Bédarieux.

On y arrive de Montpellier en huit ou neuf heures de marche, soit en diligence, soit au moyen de voitures particulières, et mieux par le chemin de fer de Graissessac à Béziers, lequel se relie, dans cette dernière ville, à la ligne du Midi. En prenant cette dernière voie, on arrive à Béda-

2

rieux, où l'on trouve des omnibus qui, en trente-cinq ou quarante minutes, font le trajet de La Malou.

L'établissement possède une chapelle et un bureau de poste. Il se trouve placé à peu près au centre du bassin hydro-minéral du vallon, la source de *La Vernière*, qui a son importance comme buvette, se trouvant, dans la commune des Aires, à 1 kilomètre sud, dans le vallon et sur la rive gauche de l'Orb ; et la buvette non moins précieuse de *Capus* à 500 mètres nord, tandis que les deux nouveaux établissements, qui prennent les noms de *La Malou-du-Centre* et de *La Malou-le-Haut*, sont placés aussi dans la direction nord, le premier à 500 ou 600 mètres, et l'autre à 1 kilomètre et demi. Enfin, la petite source dite *La Veyrasse* (commune de Taussac) sourd à quelques mètres de ce dernier établissement. — On trouve, à 200 mètres en amont de cette buvette, dans le ruisseau, une autre source qu'on avait essayé d'exploiter, il y a quelques années, et que l'appât d'un bon nom pourrait bientôt faire désigner sous le titre de *La Malou-le-Très-haut*.

Art. 3. — Climatologie.

Le climat de cette contrée est généralement doux ; le pays est sain ; les habitants en sont robustes. On n'observe dans le pays ni épidémies, ni endémies graves. Le sol est assez richement boisé, principalement pour la variété des arbres et des taillis. On y récolte la châtaigne, l'amande, l'olive, le raisin et les autres fruits du Midi.

Le relevé de nos observations thermo-météorologiques journalières, à dater du 20 juin 1850, nous a donné les moyennes suivantes [1].

(1) Le thermomètre centigrade placé à l'ombre et au nord, température notée trois fois par jour (matin, midi et soir).

MOIS DE L'ANNÉE.	1850.	1851.	1852.	1853.	1854.	1855.	1856.	1857.
Juin.........	+20°5	21°5	22°	21°5	22°5	22°5	22°	21°
Juillet......	21°7	25°	26°1	22°8	26°7	25°	25°5	25°5
Août........	23°6	24°5	25°3	27°	26°	26°5	27°	24°5
Septembre..	17°	20°	20°5	21°5	22°5	18°5	18°6	20°
Octobre.....		17°	15°2	17°5	17°	17°5	15°	15°5
Novembre..			14°1	8°6	11°5	10°7	9°5	11°
Décembre..			11°	3°2	8°3	4°8	6°5	8°5
Janvier.....				9°5	5°2	4°6	8°6	4°
Février.....				3°7	5°5	7°	6°4	3°5
Mars.......				6°	12°	8°5	10°5	8°3
Avril.......				16°5	16°	13°4	15°3	13°
Mai........				16°2	19°	17°5	16°	16°5

Depuis 1854, les variations barométriques n'ont point dépassé cinq millimètres durant la belle saison (de mai à octobre).

Le tableau suivant indique le nombre de jours de pluie durant la période indiquée précédemment.

MOIS DE L'ANNÉE.	1850.	1851.	1852.	1853.	1854.	1855.	1856.	1857.
Juin..........	»	3	4	2	6	5	5	5
Juillet........	2	2	»	1	4	1	1	»
Août.........	2	»	3	1	»	1	2	4
Septembre....	3	2	2	5	»	4	1	7
Octobre......	»	3	4	3	1	3	5	5
Novembre....			2	7	1	8	»	12
Décembre.....			1	2	1	1	4	1
Janvier.......				6	1	»	7	1
Février.......				2	1	3	1	10
Mars.........				6	1	3	11	4
Avril.........				1	2	»	8	»
Mai..........				16	5	»	7	5

D'où résulterait, pour les cinq dernières années, une moyenne de vingt-deux jours de pluie par an.

Le vent qui domine dans la contrée est le nord-ouest, tandis que le sud-est y amène surtout la pluie. Les orages viennent presque toujours du sud-ouest.

CHAPITRE II.

Art. 1. — Caractères physiques.

Considérée au robinet ou dans un verre, cette eau est parfaitement limpide, incolore et inodore ; vue en masse dans un grand bassin, par exemple, elle semblerait être un peu louche, offrant une teinte légèrement jaunâtre. Au bout de quelques heures de séjour dans ce dernier, il se forme à la surface de l'eau une pellicule irisée et miroitante, laquelle se transforme, après quelques jours, en une légère croûte grisâtre, composée probablement de sels calcaires et magnésiens.

Une quantité notable de bulles plus ou moins grosses viennent se dégager à la surface de l'eau.

Cette dernière a un goût acidule et très-légèrement styptique ; sa pesanteur spécifique serait, d'après M. Dupré, supérieure d'un degré (aér. B.) à celle de l'eau distillée (ouvrage cité). Sa température est aujourd'hui, comme autrefois (¹), de + 34° à 35°.

Le volume de la source ne peut être apprécié d'une ma-

(¹) V. l'ouvrage cité de Ch. Leroy.—Nous nous sommes servi pour cette source (comme pour toutes les autres) du thermomètre qui nous a été adressé en 1850 des bureaux du ministère de l'agriculture et du commerce.

nière exacte dans l'état actuel des lieux. Aussi nous bornerons-nous à indiquer le résultat d'un essai tenté à ce sujet en 1840, par M. Dupré (ouvrage cité). A cette date, la source aurait débité au moins 2,400 décimètres cubes à l'heure, soit 5,760 mètres cubes par vingt-quatre heures.

Cette eau laisse déposer un sédiment très-abondant, offrant une couleur jaune-rougeâtre, qui finit par pâlir au contact de l'air. Ce dépôt, légèrement glaireux quand il est très-récent, ne tarde point à acquérir une dureté remarquable.

N'oublions pas de noter que c'est surtout dans le sédiment en question que l'analyse chimique démontre la présence du principe arsenical.

Outre le dégagement continuel de bulles gazeuses à la surface de l'eau dans les bassins, il se produit encore, à des intervalles très-irréguliers, un phénomène qu'on appelait autrefois la *poussée*, et qui n'est presque plus sensible depuis la construction du bassin d'attente, grand réservoir qui touche d'une part à la source elle-même, et de l'autre au niveau supérieur des piscines.

La *poussée* consistait donc en un dégagement subit et très-notable de gaz, qui faisait bouillonner la masse d'eau tout entière, avec accroissement momentané dans le volume et dans la température de cette dernière.

Ce phénomène, dont nous avons été souvent le témoin, était non-seulement très-sensible, mais parfois assez incommode, pour que les baigneurs fussent quelquefois obligés d'abandonner momentanément le bain, à cause de la quantité trop considérable de gaz produit. L'eau devient alors plus trouble, charriant du minerai, et sa température s'élève au moins d'un degré. La *poussée* dure depuis quelques minutes jusqu'à un quart d'heure, reparaissant en moyenne toutes les vingt-quatre à quarante-huit heures, mais plus spécialement aux approches, ou au moment d'un orage. — Dans l'état actuel, ce phénomène, qui n'est plus incommode, est aussi très-peu sensible.

Art. 2. — Caractères chimiques.

L'eau de La Malou avait été analysée, en 1809, par M. Saint-Pierre, alors élève en médecine. Ce travail, quel qu'en fût le mérite, devait être refait, aujourd'hui, surtout, qu'il est démontré pour tous que l'analyse chimique d'une eau minérale ne mérite généralement quelque confiance qu'à la condition d'avoir été exécutée par quelques hommes spéciaux, et, autant que possible, partie sur les lieux et partie dans le laboratoire d'une Faculté, ou de l'Académie de médecine ; sous ces différents rapports, la source de La Malou ne pouvait être mieux partagée.

M. le professeur Bérard a bien voulu se charger de l'exécution de ce travail, dont nous avons donné copie dans notre rapport, en 1850.

Nous transcrivons ici le résultat de cette analyse, publié pour la première fois par M. Patissier, dans son rapport officiel *sur le service médical des établissements thermaux* (1). Paris, 1854, page 111.

(1) Il est à regretter que la reproduction de ce résultat analytique, qui n'a pu être emprunté qu'au rapport de M. Patissier, contienne, bien que ce ne soit que dans *une thèse*, une erreur assez grave et qu'il faut, sans doute, attribuer à une pure inadvertance. — Outre qu'il n'a pas été fait de *contre-analyse*, quand un travail quel qu'il soit a été exécuté par ce chimiste, aussi consciencieux que savant, tout le monde sait que ce travail est marqué au coin d'une juste précision.

« La quantité de gaz évaluée sur les lieux, a été, savoir:

Gaz acide carbonique.	0lit.,8280

Substances solides :

Chlorure de sodium.	0gr.,0187
Bicarbonate de soude.	0 ,7711
— de potasse.	0 ,1242
Carbonate de chaux.	0 ,4528
— de magnésie.	0 ,1863
Silice.	0 ,0638
Alumine.	0 ,0302
Peroxyde de fer.	0 ,0251
Sulfate de soude.	Une trace.
Matière organique azotée. . . . Nature et quantité indéterminée.	

Total. 1gr.,6722

Arsenic. Sa présence dans cette eau est incontestable. Il y est contenu probablement à l'état d'arsénite de fer, qui se dépose, pour la plus grande partie, dans le bassin où l'eau séjourne d'abord ; l'eau en retient une quantité infiniment petite, mais qu'on peut y reconnaître [1]. »

L'eau de la petite source située, ainsi qu'il a été dit, à 25 mètres environ de la précédente, et qui n'est probablement qu'un filet provenant de la source principale, semble devoir offrir une grande analogie de composition avec cette dernière. — Elle a 34° au point d'émergence, 32° au robinet de la buvette, et 31° environ dans la petite piscine, qui a été construite, il y a quelques années, à côté de son griffon ; mais cette eau contient surtout une plus grande quantité de gaz que la précédente, ce qui dépend peut-

[1] M. Bérard a bien voulu mettre à notre disposition deux tubes offrant chacun un bel *anneau arsenical*, provenant de l'analyse soit des boues, soit du sédiment sec que dépose l'eau de La Malou.

être, en partie, de la moindre élévation de sa température.

On a découvert, enfin, en 1852, en creusant les fondations de l'escalier de la chapelle, un petit filet d'eau minérale (source Cardinal), offrant une température de + 24° à 26°, mais beaucoup plus chargée de fer que les précédentes (ayant un goût styptique et atramentaire prononcé).

Nous regrettons que ces deux dernières sources, ainsi que les suivantes, n'aient point été analysées.

La source de La Vernière n'est point thermale. L'eau en est limpide, fraîche, inodore, gazeuse, ayant un goût acidule et piquant assez prononcé. — Elle n'est pas sans offrir quelque analogie thérapeutique, surtout, avec l'eau naturelle de Seltz.

L'eau de la source Capus est à peine thermale (+ 21°). Elle est transparente et inodore, peu gazeuse ; mais offrant un goût styptique et atramentaire (goût d'encre) très-prononcé. Elle se décompose au moindre contact de l'air, laissant déposer un sédiment ocreux très-abondant (ce dépôt contient une quantité notable d'arsenic) [1].

M. Saint-Pierre avait trouvé, en 1809, dans un litre d'eau de cette source :

Sulfate de soude.	0gr.,0623
Chlorure de sodium.	0 ,0312
Carbonate de soude.	0 ,0935
— de chaux.	0 ,0623
— de magnésie.	0 ,0082
— de fer.	0 ,0161
Matière colorante et perte.	0 ,0700
	0gr.,3436

[1] M. le professeur Chevalier a bien voulu nous adresser en 1848 un tube offrant un bel anneau arsenical, provenant de l'analyse des boues desséchées de cette source.

La source de La Veyrasse est limpide, inodore, légèrement gazeuse. Elle n'est point thermale.

Nous donnons ici le résultat de l'analyse qui en a été faite en 1852, par M. O. Henry, qui la qualifie d'*eau acidulée alcalino-terreuse et arsenicale*[1].

Pour un litre d'eau :

Acide carbonique libre. . . . . 1/5 de vol. environ.
Bicarbonates anhydres de soude. 0,562
    —   —   de potasse. 0,186
    —   —   de chaux. . . . . 0,523 } ch. 0,364
    —   —   de magnésie. . . . . 0,174 } m. 0,116
    —   —   de strontiane. . . . . Indices.
    —   —   de fer. . . . . Peu; évalué 0,008
Sulfates alcalins et calcaires. . . . . } 0,101
Chlorures alcalins et terreux. . . . . }
Iodure et bromure. . . . . Indices un peu douteux.
Silice. }
Alumine. . . . . } 0,090
Matière organique. . . . . }
Principe arsenical et perte. . . . . }
                                   ————
Principes minéraux salins. 1,644

L'eau de la source qui alimente le petit établissement, qui se dit *La Malou-du-Centre*, est légèrement thermale, (de + 25° à 26°). Elle est à peine gazeuse, offrant d'ailleurs une grande analogie de composition avec la suivante.

Elle a été analysée par deux pharmaciens et un médecin de Béziers. Voici le résultat de leur travail :

1° *Substances volatiles :*

Acide carbonique libre ou formant des bases. . . 1lit.,6865874
Azote. . . . . 0 ,0084329
Carbonate d'ammoniaque. 0gr., 005281

[1] V. *Bull. de l'Acad. de médecine*, t. XVII, p. 1153.

2° *Substances fixes :*

Carbonate de magnésie. . . . . 0^{gr}.,0719165
— de soude. . . . . 0 ,3677650
Sulfate de soude. . . . . 0 ,0427950
Chlorure de sodium. . . . . 0 ,0091875
Alumine. . . . . 0 ,0055000
Carbonate de chaux. . . . . 0 ,4275000
Phosphate d'alumine. . . . . 0 ,0037450
Carbonate de manganèse. . . . . 0 ,0060475
Fer avec crénate et apocrénate. . . . . 0 ,0221400
Silice. . . . . 0 ,0181250
Sulfate de chaux. . . . . 0 ,0270025
Matière organique azotée, formant probablement
les acides crénique et apocrénique de Berzélius. 0 ,0242760

Total des principes fixes. . . . . . . 1^{gr}.,0250000

Enfin, l'eau de la source qui alimente le nouvel établissement, dit *La Malou-le-Haut*, offre une température un peu plus élevée que la précédente (de 28° à 30°) [1]. Elle a un goût piquant assez prononcé et laisse dégager surtout une quantité de gaz beaucoup plus considérable. L'analyse en a été faite par les mêmes auteurs; en voici le résultat:

1° *Substances volatiles :*

Acide carbonique libre ou formant des bases. . . 1^{lit}.,2649401
Azote. . . . . 0 ,0063247
Carbonate d'ammoniaque. . . . . 0^{gr}., 004401

[1] Et non point + 34°, ainsi que l'indique l'ouvrage de M. Durand-Fardel (a) (*Traité des eaux minérales*, Paris 1857). — Il en est de même pour le nombre des établissements, qui est de *trois* au lieu de *deux*. — Nous regrettons que cet estimable auteur n'ait eu sous les yeux ni les rapports officiels, ni la notice de M. Dupré.

(a) On nous apprend qu'à la suite d'un nouveau sondage cette source aurait acquis près d'un degré de température en plus au griffon.

2° *Substances fixes :*

Sulfate de soude.	0gr.,0458500
— de chaux.	0 ,0270025
Chlorure de sodium. . . . . , , .	0 ,0085750
Carbonate de soude.	0 ,3653225
— de fer avec crénate et apocrénate de sesqui-oxyde. . . . . , .	0 ,0221400
Carbonate de manganèse.	0 ,0060475
— de chaux.	0 ,4000000
— de magnésie.	0 ,0667425
Phosphate d'alumine.	0 ,0027450
Silice. . . . . . . , ... , . . , . .	0 ,0180000
Alumine.	0 ,0050000
Matière organique azotée formant les acides crénique et apocrénique de Berzélius.	0 ,0599500
Total des principes fixes.	1gr.,0273750

Telles sont les données qui nous sont fournies par l'analyse chimique sur les principales sources exploitées dans le vallon de La Malou. Ainsi, l'eau qui alimente, soit les deux établissements nouveaux, soit l'établissement principal, offre-t-elle sans doute une assez grande analogie de composition ; mais il n'en existe pas moins entre ces sources des différentes notables, soit dans la température (de 7° à 10°), soit dans la composition chimique elle-même, soit surtout dans l'application et dans les effets thérapeutiques : différences qui constituent à leur tour une véritable richesse dont on ne manquera point de tirer parti, alors qu'un petit esprit de concurrence, trop souvent peu éclairée, aura fait place aux vrais intérêts de l'humanité, de la science et de l'industrie elle-même.

Terminons cet exposé, en disant que les eaux de La Malou ne supportent généralement pas le transport à distance. Trois sources, toutefois, semblent constituer une exception à cette règle : l'eau de la Petite-Source, ainsi que celle de La Veyrasse, qui se conservent assez bien, durant plusieurs semaines, mais surtout l'eau de La Vernière, qui, *si elle était mieux captée et aménagée*, pourrait être transportée, en conservant ses qualités et ses propriétés médicales.

Art. 3. — Effets physiologiques de l'eau de La Malou.

A part cette impression, qu'on peut appeler de surprise, de ce mouvement que l'atmosphère de la piscine fait seule éprouver à quelques personnes, quand elles y entrent pour la première fois, on ressent généralement un sentiment de bien-être et comme d'expansion, qui fait que chacun ne tarde point à trouver trop courte la durée du bain.

Ce n'est pas, comme à Saint-Sauveur ou à Molitg, une sensation comme d'*onctuosité*, que l'on éprouve à la peau ; on dirait plutôt ici une eau légèrement *savonneuse*, avec prédominance du principe *alcalin* sur le principe *huileux*.

A une sensation de chaleur douce et agréable, avec légers picotements à la peau, succède bientôt ce mouvement d'expansion, qu'accompagne un sentiment de légèreté et de prestesse inaccoutumées.

Disons un mot touchant les effets produits par l'eau minérale, employée en bain, sur les principaux organes ou appareils :

A. *Système nerveux.* — L'usage modéré du bain produit généralement sur ce système un effet sédatif et calmant. Le sommeil est un exemple assez frappant de cette vérité. Nous dirons plus tard l'effet de l'eau sur la *douleur*, sur l'élément névropathique et névralgique.

B. *Systèmes circulatoire et respiratoire.* — Les différences constatées par un examen attentif sont peut-être moins sensibles pour la respiration que pour la circulation ; la diminution du pouls est à peu près constante : ainsi trouve-t-on, par exemple, durant les 10 ou 15 premières minutes du séjour dans le bain, une accélération de 4 à 6 pulsations par minute, tandis que pendant les 40 ou 45 minutes suivantes, le pouls va baissant de 4 à 8 pulsations. — Serait-ce à l'action du gaz acide carbonique qu'on pourrait attribuer une sédation de cette nature ? — Nous pourrions citer, au besoin, quelques faits tendant à prouver l'action bienfaisante des vapeurs aqueuses que l'on respire dans nos piscines.

C. *Appareil digestif.* — Il est rare que l'usage des bains et de l'eau en boisson ne développe point chez la grande majorité des baigneurs un surcroît notable d'appétit, avec amélioration assez promptement sensible, de ce côté, même chez les dyspeptiques et les gastralgiques. On dirait qu'il s'opère, dès les premiers jours de la cure thermale, une modification sensible et favorable dans l'ensemble des fonctions digestives, avec surcroît d'énergie imprimé à ces divers actes fonctionnels.

Inutile d'ajouter qu'en ceci, comme en toute chose, il faut faire la part des natures réfractaires, des abus, des imprudences..., etc.

D. *Organes génito-urinaires.* — Que notre eau agisse sur la sécrétion rénale, à la manière de toute boisson aqueuse, et surtout en raison de la quantité ingérée ou absorbée, la chose est évidente pour tout le monde ; il est vrai de dire pourtant qu'elle agit assez souvent comme diurétique, soit en vertu de sa composition chimique, soit plutôt à raison de ses propriétés médicamenteuses. C'est, en effet, à ce sujet qu'un homme compétent (Liebig) a dit, non sans raison, qu'on ne saurait tirer des inductions légitimes des réactions sur les liquides ou autres parties de l'organisme sain ou malade, vu l'impossibilité de fonder une pathologie rationnelle sur ces sortes de réactions, « l'économie animale ne pouvant être considérée comme un laboratoire de chimie (1). »

Nous ne devrons-point nous arrêter à répéter tels vieux contes sur l'efficacité de nos eaux (comme de tant d'autres) contre la stérilité.

Il nous suffira de constater par des faits nombreux l'action bienfaisante de l'eau de La Malou contre l'aménorrhée, la dysménorrhée, l'anémie, la chlorose et quelques autres troubles fonctionnels de cette espèce.

E. *Appareil tégumentaire.* — Il arrive quelquefois que la sensation de picotement dont nous avons déjà parlé s'accompagne d'une légère rubéfaction à la peau. Il n'est même pas rare de voir l'épiderme se détacher par places, après les premiers bains.

Art. 4. — Mode d'administration.

Nous avons dit qu'on pouvait prendre les bains de La Malou-l'Ancien en toute saison : ce qui s'explique, non-seulement par l'influence du climat, et par la température de l'eau minérale, mais encore par la disposition des lieux dans cet établissement (2).

(1) V. M. Valleix, *Guide du médecin praticien*, t. VII, p. 398 (1re édit.).

(2) Nous avons assisté à la création des deux établissements nouveaux, dont nous avons été même, pendant plusieurs années, le médecin inspecteur; mais, aussi peu favorisé que notre prédécesseur, nous n'avons pu recueillir un assez grand nombre de faits pour être fixé sur la valeur thérapeutique de chacune de ces sources, ni surtout pour en établir, soit l'indication, soit la contre-indication : voilà pourquoi nous nous abstenons d'en parler sous le rapport médical.

On comprend toutefois que, généralement parlant, il faut choisir de préférence, soit la saison chaude, soit une saison tempérée, pour faire une cure thermale.

La saison se compose ordinairement de 18 à 20 bains. — On fait assez souvent deux cures : l'une au printemps, l'autre en automne.

La durée du bain ne doit pas dépasser une heure ; elle est toujours relative à la nature de la maladie, à l'état et aux dispositions du malade.

Ainsi, par exemple, devra-t-on se borner à prendre des bains de 5 à 15 ou 20 minutes de durée, pour combattre surtout diverses affections nerveuses, tandis que cette durée sera portée à une heure dans le traitement du rhumatisme et même de quelques névralgies.

Un usage qui a fini par obtenir force de loi consiste à passer une heure environ dans son lit, en quittant la piscine. On conçoit l'utilité de ce moyen, pour les personnes très-impressionnables et dont la peau n'aurait pas été parfaitement séchée au sortir du bain; on en comprend aussi la nécessité durant la saison froide. Ne pourrait-on pas supposer, d'ailleurs, que l'absorption des principes minéralisateurs achève de s'opérer ainsi, d'une manière plus naturelle, à raison de l'analogie qui existe entre la température de l'eau et celle du corps humain d'une part, et la chaleur du lit de l'autre?

La durée des douches est tout aussi relative que celle des bains, *depuis 1 jusqu'à 15 minutes*, sans aller au delà.

Bien que nous ne connaissions pas un seul exemple dans lequel la digestion aurait été troublée par l'usage du bain, il n'est pas moins utile de ne prendre ce dernier que lorsque les voies digestives sont parfaitement libres, soit le matin à jeun, soit quelques heures après le premier repas.

Quant à l'eau minérale prise en boisson, il convient de la boire au griffon même de chaque source. Il n'y aurait d'exception à cette règle que pour l'eau de La Veyrasse et surtout pour celle de La Vernière, qu'on prend le plus souvent pendant le repas.

La dose varie depuis un demi-verre jusqu'à 8 ou 10 verrées par jour.

On s'occupe, depuis ces dernières années, de l'application thérapeutique des vapeurs d'eau minérale (acides carbonique et sulfurique, azote...) : « procédés, disait Anglada (*Traité des eaux minérales des Pyrénées Orient.*, t. II, p. 434), qui consistent à réagir médicinalement sur la surface pulmonaire et cutanée, par des modifications imprimées au fluide respiré et qui me paraissent trop négligés. »

Comme La Malou ne possède encore ni vaporarium, ni salles d'aspiration, ni appareils spéciaux, c'est surtout dans nos piscines que le baigneur profite des gaz et des vapeurs, en attendant que celles-ci puissent être utilisées d'une manière spéciale.

Mais il est temps d'aborder la question thérapeutique ; car il importerait peu au praticien, et surtout à ses malades, de connaître la composition et même le mode d'action d'un médicament, si les vertus, si l'efficacité de ce dernier, n'étaient pas pour lui chose bien constatée.

DEUXIÈME PARTIE.

EMPLOI MÉDICAL DES EAUX.

CHAPITRE I.

Application médicale des eaux de La Malou. — Indications. — Contre-indications.

Art. 1. — Application médicale.

Il en est des eaux minérales comme de tout autre médicament ; leurs effets ne se manifestent point, chez tous, au même degré, ni dans des conditions identiques. Aussi convient-il, dans tous les cas, de faire la part des circonstances, afférentes soit au malade, soit à la maladie, soit à la médication : au malade devra se rapporter la connaissance des prédispositions individuelles, héréditaires ou acquises, de l'âge, du sexe, du tempérament..., tandis que l'étude des causes, de la nature, de la période, du siége, des symptômes et des lésions, se rattache à la maladie elle-même. Quant à l'usage de la médication, ou à l'application des eaux, il sera essentiel de se tenir dans les limites de cette sage modération, qui a pour but le rétablissement de l'équilibre, détruit ou troublé plus ou moins profondément par la maladie.

On saura, par exemple, que si les premiers bains ré-

veillent, presque toujours, sur les points qui en avaient
été affectés primitivement, des douleurs supportables,
d'ailleurs, et comme *en miniature*, ce symptôme passager,
et dont la manifestation est généralement de bon au-
gure, vient plus d'une fois éclairer le diagnostic, quand il
s'agit, par exemple, d'une viscéralgie, d'une méningite,
d'une paraplégie... rhumatismales, chez tel sujet, dont les
muscles ou les articulations n'avaient jamais offert le
moindre signe de cette affection morbide.

On saura encore que cette action primitive, doucement
et légèrement excitante, ne tarde point à être suivie d'une
sédation notable, avec augmentation des forces, avec surcroît de l'activité fonctionnelle, et que, si le soulagement
n'est pas toujours immédiat, il n'est point rare de voir l'a-
mélioration, et parfois la guérison elle-même, se produire
peu de temps après la cure thermale.

On ne perdra point de vue, surtout, qu'au lieu de con-
tribuer au rétablissement de cet équilibre, l'abus ou le
mésusage des eaux pourrait bien ou paralyser l'effet du
traitement thermal, ou même favoriser le développement
d'un surcroît d'excitation, avec insomnie, démangeaisons
à la peau, agitation, sentiment de chaleur abdominale,
bientôt suivi de diarrhée, de dyssenterie, d'exagération du
flux hémorrhoïdal, et, chez la femme, d'une disposition
marquée à la leucorrhée, parfois même à la métrorrha-
gie. Du reste, l'action à la fois sédative et tonique de nos
eaux, effet presque constant de leur emploi modéré, est le
résultat d'un travail médicateur, lent et insensible, qui
s'opère dans l'organisme, sous l'influence de l'action mo-
léculaire, altérante, mystérieuse, de cette médication,
dans tels cas pathologiques donnés.

Nous l'avons dit déjà, les eaux de La Malou ne sauraient
être un remède universel, applicable à toute sorte de ma-

ladies. Il ne suffit pas, en effet, qu'une médication thermale soit inoffensive, faut-il bien encore qu'elle soit utile, et que cette utilité (cette efficacité) soit, si ce n'est tout à fait iudépendante, au moins distincte des circonstances hygiéniques concomitantes. On ne saurait, en effet, en dehors de cette condition, faire la juste part qui revient au remède.

Quelques naturalistes, et même plusieurs médecins, ont bien avancé — du fond de leur cabinet, — que la médication hydro-thermale était une pure illusion, les bienfaits attribués aux eaux étant pour eux le résultat de la distraction, du changement d'air... Mais on ne répond plus à ces objections théoriques, depuis que tout le monde voit que non-seulement les gens du pays où se trouvent les sources minérales, mais encore les animaux domestiques eux-mêmes, trouvent dans l'emploi de ce remède le bienfait de la guérison.

Nous pouvons donc avancer que l'eau minéro-thermale de La Malou-l'Ancien, prise soit en bains, soit en douches, soit en boisson, jouit d'une efficacité incontestable dans le traitement :

1º De l'affection rhumatismale et de ses diverses manifestations ;

2º Contre la plupart des affections névropathiques (névroses et surtout névralgies), sans, ou même avec paralysie; et, plus spécialement, contre les paraplégies rhumatismales nerveuses, par affaiblissement par anémie, ou chloroanémie ;

3º Contre la chlorose et l'anémie elles-mêmes.

Ajoutons que leur usage favorise d'une manière sensible les mouvements fluxionnaires vers tous les organes abdominaux.

Nous aurions pu indiquer quelques autres maladies dans le traitement desquelles nos eaux produisent quelquefois

des effets assez avantageux : quelques engorgements du
foie ou de la rate ; calculs biliaires ; gravelle...; certains
œdèmes symptomatiques ou consécutifs...; quelques cas de
suites de couches pénibles, ou de maladies graves...; les
suites de fracture, d'entorse, et même tels engorgements
articulaires, suspects à leur début, avec menace de tu-
meur blanche, par exemple... Mais ces divers cas ne sont
point assez nombreux pour établir une règle à cet égard ;
et comme, en fait d'application d'eaux minérales surtout,
il faut bien se garder d'oublier cet axiome thérapeutique :
Ce qui est bon à tout n'est bon à rien, nous avons cru devoir n'indiquer ici que le plus petit nombre possible parmi
les affections morbides qui semblent céder le plus généralement, et le plus constamment, à l'usage de nos eaux.

Peut-être, enfin, — jugeant *à priori*, par analogie et
suivant des vues purement théoriques, — pourrait-on
supposer que ces mêmes eaux ne seraient point dépourvues de quelque action salutaire, dans telle période de la
maladie de Bright, (de l'albuminurie) et du diabète...
Mais nous avons déjà dit que ce travail essentiellement
pratique ne serait que la reproduction exacte de ce que
nous aurions vu et observé.

Ainsi, encore, pour les affections morbides que nous
avons signalées, nous eût-il été facile de multiplier les
faits et les observations ; de parler de quelques cas de
rhumatisme suppuré, d'autres cas, non moins intéressants, de rhumatisme articulaire aigu, à forme intermittente et périodique, —cas par nous observés et traités, —
de citer des exemples de guérison par les eaux, d'héméralopie, de nyctalopie, de diplopie, d'amaurose rhumatismales ; de métrite, de cystite de même nature...; il en eût
été de même pour bien des cas d'affections nerveuses,
rares, bizarres en apparence ; car tout le monde connaît

la nature et la diversité presque infinie des variétés de l'affection névropathique.

Peut-être eussions-nous pu dire, en passant, un mot des diathèses en général, et plus spécialement des diathèses rhumatismale et nerveuse; de ces états morbides généraux, qu'il faut bien admettre dans la pratique, surtout lorsqu'on veut se rendre compte de leurs manifestations, à la fois multiples et diverses, et plus encore des effets de la médication hydro-minérale. Mais, outre que de telles considérations, quelle qu'en soit l'importance et l'utilité pratique, nous mèneraient trop loin, nous ne pensons point qu'elles doivent rigoureusement trouver place dans un travail comme le nôtre.

Disons, toutefois, que c'est principalement dans le traitement de ces états généraux, constitutionnels, de ces affections essentiellement protéiformes, qu'on appelle *diathèses*, que la thérapeutique hydro-minérale triomphe, en produisant quelquefois des effets surprenants.

Sans doute, la nature, soit à elle seule, ou plus ou moins bien secondée par l'art, guérira presque toujours une attaque de rhumatisme, de goutte, de névralgie, de colique néphrétique; mais combien de fois n'arrive-t-il pas que le mal reparaît de plus belle; que les accès vont se prolongeant, se compliquant; qu'ils deviennent souvent plus fréquents, et parfois plus graves! Combien de fois ne voit-on pas le mal se déplacer, envahir un organe important, finir même par compromettre la vie du malade!

On sait, d'autre part, — l'expérience de tous les jours l'atteste, — que ces attaques, ces crises diathésiques, cèdent assez souvent, qu'elles peuvent même disparaître, à la suite d'un traitement thermal approprié.

Ne dirait-on pas que, dans les cas de ce genre, la nature semble avoir laissé à l'art le soin de combattre, d'attaquer le *symptôme*, l'*accident*, se réservant le droit d'atténuer, d'anéantir même l'*affection* ([1]), le principe du mal, et cela par des voies cachées, mystérieuses, dont l'homme ne peut, bien souvent, que constater les effets, en les admirant.

L'existence de certaines diathèses (dont on a parfois exagéré le nombre) est donc à nos yeux une chose incontestable en médecine pratique. Sans elle la doctrine des *métastases*, qui a bien son côté vrai, serait à peu près inadmissible.

Mais hâtons-nous de résumer les quelques propositions que nous venons d'émettre au sujet de l'action des eaux de La Malou, en faisant préalablement observer qu'à mesure que l'expérience viendra sanctionner l'efficacité de cette médication, dans tels cas ou dans telle série de cas nouveaux, bien et dûment contrôlés, nous aurons, ou l'on aura, sans doute, le soin d'étendre, s'il y a lieu, la liste des affections morbides que nous avons indiquées.

Ainsi, légère excitation suivie de sédation, avec surcroît de l'activité générale, et plus spécialement de l'activité dans les fonctions digestives et sécrétoires ; sommeil ; tendance graduelle au rétablissement de l'équilibre normal ; accroissement graduel des forces, avec tendance marquée aux mouvements fluxionnaires vers les divers organes contenus dans la cavité abdominale : tels sont les effets principaux, non point de l'action purement dynamique des eaux, mais surtout de leur action curatrice spéciale.

Or, pour apprécier cette action à sa juste valeur, et surtout pour en faire une application rationnelle et avantageuse, il est essentiel d'en connaître avec toute la précision possible les indications et les contre-indications.

[1] V. M. O. Landry, *Maladies nerveuses*. Paris, 1855, p. 129.

Art. 2. — **Indications des eaux de La Malou.**

On dit que l'indication d'un remède doit avoir pour base la nature de la maladie, ses causes, sa forme, sa durée, ses périodes, son siége, ses lésions, soit vitales, soit organiques. Reprenons :

A. *Indication tirée de la nature de la maladie.* — Ce que nous venons de dire touchant les effets primitifs, et surtout secondaires de l'eau de La Malou, et les faits que nous citerons à l'appui de cette assertion, semblent indiquer l'usage de cette médication dans la plupart des maladies, avec éréthisme et faiblesse, dans les cas de troubles fonctionnels, sympathiques, d'origine soit diathésique, soit surtout nerveuse, ajoutons même dans quelques cas de troubles symptomatiques. Citons la plupart des névroses, la névralgie, quelques paralysies, et surtout la paraplégie, trop souvent attribuée à la myélite pure et simple ; l'anémie, la chlorose..., sans parler du rhumatisme, que nous avons placé en tête de cette liste.

B. *Indication tirée des causes de la maladie.* — On conçoit toute l'importance de l'étiologie, surtout quand il s'agit d'instituer un traitement. A part l'hérédité, cause souvent prédisposante, mais nullement nécessaire, et en dehors des autres prédispositions individuelles, citons la diathèse rhumatismale ; et ensuite la plupart des causes débilitantes ou dépressives, ayant agi durant un temps plus ou moins long sur l'économie tout entière : l'onanisme, les excès vénériens, l'abus des boissons alcooliques ; — signalerons-nous aussi l'abus du tabac à fumer, — les affections morales tristes, les excès d'étude, une croissance trop rapide, des hémorrhagies abondantes, certaines maladies graves, etc. En admettant, dans la plupart des cas de ce genre, l'absence de toute lésion matérielle, on ne saurait du moins exclure l'influence de l'élément congestif, soit sanguin, soit résultat d'une exhalation séreuse ; or, c'est dans les cas de cette espèce que le rétablissement d'un flux naturel ou habituel, joint à un surcroît d'activité fonctionnelle, contribuera, plus d'une fois peut-être, à dégager un organe menacé; favorisera, d'une manière souvent inconnue, le retour de l'équilibre normal; amenant ainsi, dans bien des cas, la guérison même sans crise apparente; car, si le médecin est obligé d'étudier la nature, celle-ci ne saurait être tenue à lui dévoiler tous ses secrets.

C. *Indication tirée de la forme, de la marche, de la durée, de la période de la maladie.* — En parlant des contre-indications, nous ne manquerons point de dire que l'état pyrétique, aigu, en général, ainsi qu'une période trop avancée de telle maladie chronique, ne saurait admettre l'emploi d'un traitement thermal.

C'est généralement au début des affections chroniques qu'il convient surtout de faire usage des eaux minérales, sans négliger toutefois de tenir compte des circonstances qui pourraient s'opposer à leur emploi. Ainsi indiquerons-nous, comme une exception à la règle que nous venons d'établir, que ni l'état névralgique, ni l'état rhumatismal subaigus ne sauraient être une contre-indication à l'usage de nos eaux. — Répéterons-nous ici ce que l'on a dit tant de fois à ce sujet, savoir : que les eaux ne guérissent une affection *chronique* qu'après avoir ramené celle-ci à *l'état aigu ;* le retour des douleurs développées par les premiers bains serait-il une preuve en faveur de cette opinion? Sauf meilleur avis, tout ce qu'on pourrait dire à cet égard, c'est que l'eau minérale semble agir sur les forces latentes de l'économie, pour y réveiller la puissance médicatrice ; car ici comme ailleurs le *pourquoi* et le *comment* nous échappent encore.

D. *Indication tirée du siége de la maladie et de ses lésions.* — La connaissance du siége de la maladie ne saurait suffire pour établir à elle seule l'indication d'un traitement thermal. Il en serait de même pour ce qui concerne l'action de tout autre médicament sur un organe donné. Faut-il bien connaître encore la nature, les causes.... de la maladie que cet agent est appelé à combattre, ainsi que la médication.

Cette réflexion est tout aussi applicable à l'anatomie pathologique. Ainsi, par exemple, nos eaux, qui resteraient inefficaces, si tant est qu'elles ne fussent point nuisibles, dans telle lésion du centre circulatoire ou même des centres nerveux, guérissent-elles quelquefois et soulagent-elles presque toujours l'endocardite rhumatismale, la méningite cérébro-spinale, et autres viscéralgies de même nature.

Il arrive même parfois que leur usage modifie avantageusement quelques œdèmes, ainsi que diverses productions accidentelles, non susceptibles de dégénérescence phagédénique.

Or, combien de fois des observateurs, d'ailleurs fort habiles, n'ont-ils point pris pour une lésion organique, ce qui n'était en réalité que l'expression d'une lésion purement dynamique ou fonctionnelle ! Il est vrai de dire que la distinction n'est pas toujours facile à établir, et qu'il arrive généralement que telle lésion d'abord fonctionnelle finit par devenir matérielle... Ainsi, la difficulté même du diagnostic doit-elle nous inspirer un surcroît de réserve.

Qui ne sait, en effet, la tolérance de nos organes en fait d'altérations et parfois même de lésions organiques, dont l'évolution latente s'est opérée d'une manière aussi lente qu'insidieuse?

Nous avons parlé de la possibilité de voir quelquefois une sorte de temps d'arrêt se produire dans la marche du mouvement pathologique, à la suite d'une cure thermale. Mais n'arrive-t-il pas plus souvent encore qu'une lésion donnée étant le résultat d'un état morbide, spécial, l'affection générale, comme la lésion elle-même, sont modifiées d'une manière avantageuse, par tel agent spécial ou par telle médication générale, appropriée?

De là résulte la nécessité d'étudier avec soin les rapports qui existent entre la lésion et sa manifestation; d'apprécier la corrélation des symptômes et des lésions avec l'état général du malade : ce qui revient à dire que le rapport du symptôme à la lésion étant un fait relatif, l'appréciation de la valeur, soit absolue, soit relative, de chaque symptôme, devient ici chose tout à fait essentielle. Or, cette observation, attentive et éclairée par les faits, ne serait peut-être pas sans quelque utilité pour la science. Peut-être aussi résulterait-il de là, avec le temps, cet accord désiré entre l'anatomie, la physiologie et la pathologie?...

Mais ces considérations nous éloigneraient de notre sujet. Disons un mot des contre-indications de nos eaux.

Art. 3. — Contre-indications des eaux de La Malou.

Aux contre-indications générales à l'emploi de la plupart des eaux, telles que l'état pyrétique, aigu, l'état inflammatoire, soit local, soit général, la fièvre symptomatique, l'état cachectique; toute dégénérescence organique avancée; la plupart des épanchements symptomatiques dans les grandes cavités, etc., nous ajouterons, comme contre-indications spéciales à l'usage des eaux de La Malou :

1° L'engorgement actif de l'utérus et toute habitude fluxionnaire, de nature *sthénique*, sur cet organe ;

2° L'état de grossesse ;

3° La diathèse scrofuleuse ;

4° La tuberculisation ;

5° Les affections cutanées en général.

Tel est le résumé succinct des principales indications de nos eaux et de leurs contre-indications.

Toute indication résultant de la connaissance d'un grand nombre de circonstances diverses et qui doivent être analysées avec soin, c'est d'un travail de cette nature que devra naître aussi la connaissance de l'opportunité en thérapeutique ; notion basée sur cet adage : *Autant de sujets malades, autant de problèmes à résoudre.*

CHAPITRE II.

Nous allons indiquer en quelques mots l'emploi des eaux de La Malou, prises en boisson.

1° *Petite-Source* et *source Cardinal.*

C'est surtout dans le traitement de quelques gastralgies, qu'on pourrait appeler *exquises*, et généralement au début des affections de cette nature, que cette eau doit être employée de préférence. Nous avons vu plusieurs *gastralgiques*, quelques dyspeptiques et plus d'une personne atteinte de chlorose ou d'anémie supporter l'eau de cette source prise par *verrées*, alors que leur estomac ne pouvait tolérer la plus petite dose de l'eau des autres buvettes. Elle est surtout un adjuvant assez puissant des bains chez les sujets atteints de rhumatisme, de goutte, de certaines affections des voies urinaires, et principalement dans la plupart des troubles fonctionnels du côté des voies digestives. — La source Cardinal, moins gazeuse et plus ferrugineuse, convient surtout dans les cas de chlorose, d'anémie et dans la plupart des dyspepsies et des gastralgies qui accompagnent ou qui compliquent ces deux états morbides.

2° *La Vernière.*

Nous avons dit, en passant, qu'il semblait exister une grande analogie entre l'eau de cette source et l'eau de Seltz naturelle, du moins sous le rapport thérapeutique. Les bons effets de cette buvette sont en effet remarquables dans un grand nombre d'affections chroniques ou même subaiguës des voies digestives et urinaires, principalement *chez l'homme.*

Non-seulement cette eau semble réveiller l'activité fonctionnelle de ces appareils, mais encore elle imprime à ces derniers une modification avantageuse et durable dans l'état de maladie des organes en question : dyspepsie, gastralgie, colique hépatique et néphrétique, atonie des voies digestives et urinaires, catarrhe vésical.

Cette eau légèrement laxative agit à titre de purgatif, quand on y ajoute un sel neutre en petite quantité,— 8 ou 10 grammes de sulfate de magnésie ou de soude, par exemple (cette dose agissant beaucoup plus que 30, 50 ou 60 grammes du même sel).

3° *Source Capus.*

C'est peut-être parmi les sources minérales, ferrugineuses, une des plus précieuses, tant sous le rapport de ses principes constitutifs que, pour ses effets, on pourrait presque dire merveilleux, dans le traitement de la chlorose, de l'anémie et de la plupart des affections chroniques par faiblesse ou atonie, principalement *chez la femme.* Il est rare que la chlorose résiste à huit ou dix jours de traitement par cette eau prise en boisson, surtout quand l'usage en est secondé par celui des bains. Les mères de la contrée connaissent si bien cette vertu, qu'elles prescrivent, de leur chef, l'*eau de Capus* à leurs filles chlorotiques. Les bons résultats obtenus à cette source, dans le traitement d'un grand nombre de maladies chroniques des voies digestives, de flux atoniques (diarrhée, leucorrhée, blennorrhée, cystirrhée....), de la cachexie paludéenne, ne sont pas moins incontestables.

Le sédiment de cette source, desséché et administré à l'intérieur, a produit entre nos mains de très-bons effets, dans la plupart des cas que nous venons d'indiquer.

Outre le fer et les autres principes minéralisateurs, cette eau contient, ainsi que nous l'avons déjà dit, une proportion notable d'arsenic. — Faudrait-il attribuer à cette substance l'action puissante de cette eau contre les accès de fièvres opiniâtres et rebelles à l'action des divers antipériodiques? Quoi qu'il en soit, les faits confirment encore aujourd'hui la réputation déjà bien ancienne dont la source Capus jouit à cet égard.

4° *La Veyrasse.*

L'eau de cette source, plus légère que les précédentes, convient très-bien à quelques estomacs délicats, bizarres ou débilités; dans un certain nombre d'affections des voies digestives, principalement au début du traitement hydro-minéral, et alors que l'eau des autres sources ne serait pas bien supportée. Dans ces divers cas, on en fait surtout usage pendant les repas.

Nous avons observé, en passant, que l'eau de La Vernière convient de préférence à l'homme, tandis que celle de Capus semble convenir beaucoup mieux à la femme. Ce que nous avons dit au sujet de la température, de la composition chimique, et des effets thérapeutiques de chacune de ces sources, suffirait-il pour expliquer cette différence dans les résultats dont nous parlons? Quoi qu'il en soit, l'eau de Capus développe généralement chez l'homme, surtout s'il est fort, sanguin, bilieux,... une céphalalgie incommode, un sentiment de pesanteur dans la région épigastrique..., etc., tandis que dans les trois quarts des cas, au moins, l'estomac de la femme ne peut s'accommoder de l'usage de l'eau de La Vernière (prise surtout hors les repas).

Nous devons signaler enfin une contre-indication formelle à l'usage de l'eau ferrugineuse en général, et de celle de la source Capus en particulier; c'est la tuberculisation

pulmonaire. On nous permettra, à cette occasion, l'observation suivante : il nous semble résulter des faits qui pas-
sent journellement sous nos yeux, qu'aujourd'hui on pousse
parfois *jusqu'à l'abus* l'usage du fer, spécialement chez les
jeunes personnes, dont l'état réclamerait souvent une attention plus spéciale du côté de la poitrine. Peut-être bien
l'expérience de nos confrères des Eaux-Bonnes et de Cauterets confirmerait-elle la nôtre à ce sujet.

Ainsi, en nous résumant, le traitement hydro-thermal
ne doit pas seulement être appliqué à propos, il faut encore
varier les doses de l'agent médicateur, suivant l'état du
malade, suivant la maladie à traiter, sans pouvoir déterminer d'avance, ni le nombre, ni la durée des bains ou
des douches, ni la quantité d'eau à ingérer, chaque sujet
absorbant l'eau à sa manière et suivant ses dispositions
naturelles ou morbides ; l'un pouvant prendre impuné-
ment des doses énormes, tandis que l'autre est obligé
de se borner à des proportions pour ainsi dire homœopathiques.

Qui ne connaît à ce sujet la bizarrerie, les caprices de
la susceptibilité ou de la mobilité nerveuse? Qui ne sait les
aberrations et les autres modes vicieux de la sensibilité,
les appétits dépravés, et cette perversion plus ou moins
complète des fonctions digestives et absorbantes, source
de cette débilité générale plus ou moins profonde, qui
complique d'une manière souvent fâcheuse la plupart des
affections chroniques traitées à nos eaux?

Après avoir indiqué les principales affections morbides
contre lesquelles cette médication hydro-minérale est employée avec quelque succès, il nous reste à citer quelques
faits à l'appui de nos assertions.

Un dernier chapitre, qui sera comme le corollaire obligé
de ces faits, résumera l'appréciation faite à notre point

de vue de la valeur thérapeutique des eaux de La Malou-l'Ancien.

Malheureusement pour la science et pour les malades, il en est de l'appréciation des eaux comme de celle des climats et de bien d'autres choses: chaque médecin ne peut tout voir par lui-même. *La vie est courte.*

Bien que le nombre de nos baigneurs atteints d'affection rhumatismale caractérisée soit assez considérable, on nous dispensera de citer des observations de guérison de rhumatisme, soit articulaire, soit musculaire ou même universel, mais régulier.

A quelques cas d'affection rhumatismale *irrégulière*, avec ou sans paralysie, nous ajouterons quelques exemples d'une affection qu'on croirait être de nature goutteuse ou rhumatico-goutteuse, affection qui nous a semblé se produire chez la femme récemment accouchée.

Nous placerons à la suite quelques cas de goutte simple ou rhumatismale, non point pour prouver que cette affection est susceptible de guérir à nos thermes, mais pour dire qu'il résulte de l'expérience journalière que plusieurs goutteux venant annuellement, *à l'époque la plus éloignée possible de leurs accès*, faire une ou deux petites saisons de bains et de boisson de l'eau de la Petite-Source ou de La Vernière, attribuent à ce traitement le soulagement qu'ils éprouvent, et plus d'une fois même la cessation de leurs accès.

Nous rapporterons ensuite quelques exemples de névropathie générale, de névroses spéciales et de quelques névralgies ; nous aborderons enfin la paralysie, et plus spécialement la paraplégie, pour le traitement de laquelle nos eaux ont acquis depuis ces dernières années une certaine réputation de spécialité.

Nous terminerons l'exposé de nos observations, en citant quelques exemples de chloro-anémie, soit essentielle, soit symptomatique, soit compliquée d'un état nerveux.

On voudra bien nous dispenser de parler en détail des hypocondriaques et des hystériques, de ces êtres plus ou moins malades, soit d'esprit, soit de corps, qui, la loupe à la main, ne s'occupent que de leur santé, et dont les médecins des eaux connaissent assez les mœurs et les coutumes.

Voici un tableau général, indiquant sommairement les maladies traitées (¹) à La Malou-l'Ancien, depuis 1850 jusqu'à 1857 inclusivement. C'est la récapitulation pure et simple des tableaux de ce genre, consignés dans nos rapports annuels depuis l'époque indiquée.

DÉSIGNATION DES MALADIES.	NOMBRE des malades.	GUÉRIS.	SOULAGÉS.	[Dans] le même état ou sans nouvelles
Affections rhumatismales diverses (rhumatisme articulaire, musculaire, viscéralgies rhumatismales.	1,664	913	482	269
Névralgies diverses (générales, partielles, viscéralgies).	534	197	163	174
Névropathies (et névroses, avec ou sans paralysie)..	454	102	137	215
Paralysies générales (avec symptômes de ramollissement cérébral).	13	»	4	9
Paralysies partielles..	18	3	5	10
Hémiplégies (par apoplexie et diathésiques)..	32	4	13	15
Paraplégies traumatiques...	7	3	2	2
— diathésiques (rhumatismale, vénérienne)	108	38	43	27
Paraplégies nerveuses (sans matière).				
— et sur ce nombre...	177	49	58	70
Paraplégies par chloro-anémie...	42	14	18	12
— par épuisement, abus, excès...	39	7	10	22
Anémie, chlorose, aménorrhée, dysménorrhée....	236	173	38	25
Maladies diverses, suite de fractures, arthrite scrofuleuse, hydarthrose..., coliques néphrétiques, hépatiques, catarrhe vésical, spermatorrhée...	153	71	43	39

(¹) Il ne peut être, en effet, question que des malades qui ont *consulté* le médecin inspecteur.

CHAPITRE III.

Observations cliniques.

Nous diviserons les observations que nous allons rapporter en quatre groupes.

1° Le premier groupe comprend le rhumatisme irrégulier ou anomal, avec ou sans paralysie, les viscéralgies de même nature et deux cas de goutte rhumatismale.

2° Les névropathies générales, les névralgies et diverses névroses forment la deuxième catégorie.

3° Le troisième groupe comprend quelques exemples de paralysies diverses, et surtout de paraplégies.

4° Nous citons, enfin, quelques observations de chloro-anémie.

Comme le praticien n'a pas toujours le temps de lire, soit des observations, soit des réflexions dont celles-ci devraient être souvent accompagnées, nous nous sommes borné à indiquer les numéros de quelques observations dans le dernier chapitre, qui sert comme de corollaire à tout ce que nous avons dit sous le rapport pratique (1).

(1) On comprend toute la réserve qui nous était imposée à l'égard de la désignation des sujets de nos observations. Toutefois, s'il arrivait qu'un confrère eût intérêt à connaître des détails à ce sujet, nous nous empresserions de mettre à sa disposition notre registre à notes.

§ 1. — Affection rhumatismale irrégulière avec ou sans paralysie. — Viscéralgies rhumatismales. — Goutte rhumatismale.

PREMIÈRE OBSERVATION.

Rhumatisme articulaire aigu. — Rechute avec paralysie du mouvement et signes de méningite cérébro-spinale. — 1re saison de 18 bains, effets médiats. — 2e saison, au bout de 3 mois. — Guérison à peu près complète.

Au mois de mai 1849, on porte à La Malou, entièrement perclus des membres, un jeune négociant qui atteignait à peine sa 33e année, et offrant d'ailleurs, avec les signes d'une bonne constitution, tous les attributs d'une activité physique et morale qui semblait être sur le point de s'éteindre.

Dès le 2 janvier précédent, M. X..., se trouvant à Lyon pour ses affaires, avait été saisi d'une attaque de rhumatisme articulaire aigu, qui l'obligea de s'aliter durant quelques jours ; mais, impatient de rentrer chez lui, il part malgré le mal et nonobstant la rigueur de la saison. Arrivé à grand'peine dans le Midi, soit par l'effet de la satisfaction morale, du repos, ou même d'une rémission dans la marche de la maladie, il se produit, durant quelques jours, une amélioration dans son état. Mais le mal reparaît bientôt avec intensité, et surtout avec les symptômes graves de la paralysie du mouvement dans tous les membres, y compris les muscles du tronc, et plus spécialement ceux de la région rachidienne. Notons que la paralysie s'accompagne de spasmes généraux, avec contractions musculaires, crispations, tiraillements faisant éprouver d'atroces souffrances au malade, qui bondit souvent dans son lit, avec redoublement de la douleur, quand il ne retombe point sur son dos.

Au bout d'un mois de cet état, aussi grave que douloureux, une consultation de médecins déclare que le malade est atteint d'une lésion de la moelle épinière, et que le mal est au-dessus des ressources de l'art.

C'est à la suite d'une légère rémission, survenue vers la fin du mois d'avril, que la famille de M. X...: se décide à faire transporter le malade à La Malou, sur le conseil, comme instinctif, d'un de ses membres, et malgré l'avis formel des médecins.

A son arrivée, l'état de paralysie ne permet pas même à M. X...
de se tenir assis. Son aspect squelettique et exprimant la souffrance inspire un sentiment pénible.

Une saison de 18 bains ne produit aucun effet sensible, immédiat ; mais, trois heures à peine après avoir quitté l'établissement, et dans l'hôtel d'un relais, M. X... se sent comme *saisi*
d'un état de mieux très-sensible ; il peut se tenir assis. Peu de
temps après être arrivé chez lui, il peut faire quelques pas dans
sa chambre, en s'appuyant sur les bras de ses aides. — Une seconde cure, faite au mois de juillet suivant, amène une guérison
qui ne tarde point à être complète et qui se soutient parfaitement depuis cette époque.

DEUXIÈME OBSERVATION.

Diathèse rhumatismale. — Attaques multiples. — Symptômes de méningite cérébro-spinale, se terminant par la paraplégie. — Percluse
depuis 4 ans. — 1ʳᵉ cure. Amélioration inespérée. — 2ᵉ *cure*, l'année
suivante. — Guérison complète.

34 ans ; lymphatique ; constitution délabrée ; ouvrière ; sujette
à des attaques de rhumatisme depuis l'âge de 14 ans ; nouvelle attaque à 30 ans, avec engorgement articulaire et complication d'une céphalée intense ayant amené la surdité complète.
— Douleurs thoraciques, suraiguës ; endocardite grave ; douleurs abdominales qui ont persisté durant 9 mois, et enfin paraplégie complète ayant retenu la malade dans son lit quatre
années durant. Dès que les douleurs diminuent, on transporte
cette infortunée à La Malou (juillet 1852), dans un état de maigreur et d'affaiblissement extrêmes. La paralysie du mouvement
est complète dans les membres inférieurs ; obtusion de la sensibilité sur certains points ; hyperesthésie dans d'autres ; dyspepsie ;
constipation opiniâtre ; suppression cataméniale depuis le début de la maladie.— La première saison amène une amélioration
inespérée : la malade recouvre le mouvement de ses extrémités
inférieures, et elle passe un bon hiver. Revenue l'année suivante, elle obtient le complément de sa guérison, qui ne s'est
point démentie.

TROISIÈME OBSERVATION.

Rhumatisme héréditaire. — Attaque à la suite de l'action d'une cause
mécanique. — Méningite cérébro-spinale.— Paraplégie.— 6 semaines.
— 1ʳᵉ *cure*. Prompte amélioration.— 2ᵉ *cure*, après 2 mois.—Guérison.

Le jeune B..., enfant de 11 ans, lymphatique, délicat, issu de
parents qui sont sujets au rhumatisme, nous est apporté au
mois de juillet 1855 dans un état de paraplégie complète. La maladie s'est produite à la suite des circonstances suivantes : Cet
enfant, jouant un jour avec *une poignée de porte* (en cuivre) atta-
chée à l'extrémité d'une ficelle, reçoit par ricochet cette poignée
dans l'arrière-bouche, d'où il la retire au moyen du cordon.
Au même instant, paralysie de la vessie, et, deux jours après,
attaque de rhumatisme articulaire aigu, suivie de la paralysie
du mouvement dans les quatre membres, avec persistance des
douleurs dans ces derniers ; douleurs plus prononcées dans la
région spinale et dans les membres inférieurs. — A son arrivée,
état subaigu ; le mal date à peine de six semaines. Sueurs abondantes ; extrémités inférieures dans un état d'inertie complète,
avec perversion de la sensibilité ; membres supérieurs libres,
mais endoloris ; anorexie ; constipation ; urines assez libres ; maigreur squelettique. — Amélioration inespérée à la suite de cette
première cure ; guérison complète à la suite d'une seconde saison faite deux mois après. Cet enfant jouit depuis d'une bonne
santé.

QUATRIÈME OBSERVATION.

Refroidissement suivi de symptômes de méningite spinale; on avait diagnostiqué une *myélite avec ramollissement*.—10 mois.—1ʳᵉ cure. Grande
et prompte amélioration. — 2ᵉ *cure*, au bout de 2 mois. — Guérison. —
Mort d'apoplexie (héréditaire) 2 ans plus tard.

Un homme, âgé de 48 ans, doué d'un tempérament sanguin et
bilieux et d'une forte constitution, se sent pris, à la suite d'un
refroidissement, d'un état d'engourdissement général, avec lourdeur de tête, roideur et endolorissement dans la région spinale ;

bientôt surviennent et la faiblesse et des fourmillements, ainsi
que des tiraillements, parfois même des contractions musculaires très-douloureuses, s'irradiant de la région lombaire jusqu'à
la plante des pieds ; difficulté progressive dans les mouvements
et obtusion de la sensibilité dans les extrémités inférieures ;
constipation, urines souvent involontaires, sensation de froid
général ; grande prostration morale. A son arrivée, le mal date
de 10 mois. M. X... se traîne plutôt qu'il ne marche (à la condition
de s'appuyer sur deux cannes), le corps, fortement incliné. en
avant, alors même qu'il est assis. On avait diagnostiqué une *myélite avec ramollissement : état incurable.* Cette première saison
amène (effets purgatifs de l'eau de la Petite-Source) une amélioration aussi prompte qu'inespérée. M. X... revient deux mois après;
il ne lui restait alors qu'un peu de lourdeur dans le membre inférieur gauche; il tenait, d'ailleurs, le corps droit, et marchait
à peu près comme tout le monde. La guérison s'est soutenue
pendant deux ans, époque à laquelle M. X... a succombé à une
attaque d'apoplexie (héréditaire).

CINQUIÈME OBSERVATION.

Rhumatisme articulaire aigu. — Deux attaques. — Paraplégie. — Sym-
ptômes de méningite cérébro-spinale chronique. —18 mois.—1ʳᵉ *cure.*
Effets médiats au bout de 20 jours. — 2ᵉ *cure,* après 2 mois de repos.
— Guérison.

M. X... est âgé de 35 ans; nerveux, bonne constitution, habitant
la campagne. Pris, il y a 3 ans, d'une attaque de rhumatisme
articulaire aigu, qui le retient, 3 mois durant, dans son lit ou
dans sa chambre; persistance, durant l'hiver suivant, d'un endolorissement général; le malade ne peut marcher que sur un
sol parfaitement uni. Amélioration ayant duré 3 mois , dès
l'arrivée de la belle saison; mais, vers la fin du mois d'août, invasion d'une nouvelle attaque, qui s'accompagne d'une paraplégie complète au bout de 3 mois, à la suite d'une saison, faite
à Balaruc, au mois de novembre suivant. Aux symptômes de
paraplégie vient se joindre un tiraillement douloureux, correspondant de l'épigastre à la tête, avec sensation, dans cette dernière, comme de balancement dans le vide, de battement et de

tiraillement *de bas en haut*. La sensibilité est très-obtuse dans les membres affectés, qui sont, en outre, le siége de crampes, de tiraillements douloureux, etc. ; anorexie, constipation, urines assez libres. Après 18 mois de séjour au lit, M. X... veut essayer de faire quelques pas dans sa chambre, en se faisant soutenir par deux aides ; mais, outre la faiblesse, il y a aussi perte de la *conscience musculaire*. Le malade est obligé de se regarder marcher. Sensation du sol élastique ; légère rémission sous le rapport des douleurs ; persistance de la sensation morbide dontnous avons parlé (du côté de la tête) ; mais avec cette différence, qu'au lieu d'avoir lieu de *bas en haut*, le tiraillement aurait lieu de *haut en bas*. Transporté à La Malou, au mois de juillet 1855, M. X... y fait une saison, qui n'amène aucun résultat immédiat ; mais, 20 jours après son départ, il se produit une amélioration subite et inespérée dans son état ; amélioration que confirme une deuxième cure, faite au mois de septembre suivant. M. X..., revenu plusieurs fois depuis, jouit d'une bonne santé.

SIXIÈME OBSERVATION.

Rhumatisme général à forme chronique. — Roideur générale. — Affaiblissement de la sensibilité. — Atrophie. — Maigreur extrême. — Peau rugueuse et velue. — 18 mois. — Dégénérescence mammaire. — Amélioration notable après une cure. — Morte de sa dégénérescence un an après.

55 ans ; lymphatique, nerveuse et très-impressionnable, Mme X... a été prise, depuis 18 mois, d'un rhumatisme général, à forme chronique, à marche lente et subaiguë, ayant débuté par les doigts, parcouru successivement toutes les articulations (et surtout les muscles intercostaux), et amené, plus tard, l'atrophie musculaire, la disparition du tissu cellulaire sous-cutané, et le ratatinement complet du derme, avec obtusion de la sensibilité périphérique. Notons, toutefois, que la malade nous fait observer que ce ratatinement de la peau, qui remonte à 11 mois de date, se serait manifesté à la suite d'un bain de vapeur d'eau sulfureuse naturelle, pris à une températeure trop élevée. Nulle souffrance aiguë chez Mme X... ; mais roideur générale et aspect

squelettique. On dirait un rudiment de peau *tannée*, couleur brun-
jaunâtre, toute velue, depuis quelques mois, principalement,
sur la partie antérieure du thorax, et recouvrant un squelette.
Ajoutons une dégénérescence du sein gauche, datant de quelques mois seulement, et à laquelle la malade a succombé un an
environ après sa cure thermale. Notons enfin, que cette dernière avait produit une amélioration assez sensible dans l'état
général ; les articulations et la peau avaient repris un peu de
souplesse. Mme X... pouvait, en outre, faire des promenades de
deux heures, sans être fatiguée, chose impossible au moment de
son arrivée.

SEPTIÈME OBSERVATION.

Diathèse rhumatismale. — Attaques multiples. — Hydarthrose des deux
genoux. — 26 mois. — Marche impossible. — Inefficacité des eaux sulfureuses. — 1re *cure*. Prompte amélioration. — 2e et 3e *cure*, l'année
suivante. — Guérison.

M. de..., âgé de 59 ans, sanguin et nerveux, bonne constitution, est sujet au rhumatisme, depuis l'âge de 10 ans ; la dernière attaque remonte à 26 mois ; elle a été accompagnée
d'un épanchement articulaire grave et très-opiniâtre, dans les
deux genoux (marche impossible), malgré toute espèce de traitement, y compris plus de 100 bains ou douches d'eau minérale
sulfureuse. A son arrivée à La Malou, état subaigu, à part l'état
des genoux, dont l'épanchement était déjà diminué depuis l'arrivée des chaleurs de l'été ; douleurs subaiguës dans les membres supérieurs, surtout du côté droit. M. de... marche avec
peine et à l'aide de deux béquilles. Dès le 12e bain, il peut faire
cent pas, sans ses béquilles, qu'il pose pour ne plus les reprendre.
Amélioration sensible. Deux saisons, faites l'année suivante,
complètent la guérison.

HUITIÈME OBSERVATION.

Rhumatisme chronique datant de 6 ans, survenu *après une 6ᵉ couche.* — Etat diathésique. — Envahissement de toutes les parties vulnérables.— Soulagement et éloignement des crises après chaque cure.— Persistance de la diathèse.

Une ménagère, âgée de 41 ans, tempérament sanguin et nerveux ; bonne constitution, exempte d'influence morbide héréditaire, habitant enfin un pays sain et bien exposé, se rend à La Malou, pour combattre un rhumatisme général, survenu depuis 6 ans et à la suite de sa sixième couche. La malade a fait 9 enfants, le dernier depuis 2 ans à peine ; — ses couches ont été presque toujours laborieuses et suivies parfois d'abondantes hémorrhagies ; le mal n'a jamais offert le caractère du rhumatisme suraigu ; survenu sans cause appréciable, il a parcouru successivement toutes les parties *vulnérables* du corps, articulations, muscles et viscères, se montrant aussi opiniâtre que rebelle à toute espèce de médication, ainsi qu'à l'influence de trois grossesses et de couches subséquentes et même à celle de la ménopause. Nous ne dirons point ses phases aussi graves que bizarres : endocardite, troubles des voies digestives, accidents du côté de la tête, et perte imminente de la vue ; accès de céphalée, de rachialgie (crises intermittentes périodiques), déformation des mains, etc. — Soulagement sensible à la suite de deux saisons, faites à nos thermes, en 1851 et 1852. — C'est en 1853 que nous avons recueilli cette observation. — Même résultat, à la suite de la cure faite cette dernière année ; l'amélioration survenue à la suite de la saison de 1855 dura 7 mois ; celle qui a suivi la cure de 1857 persistait 8 mois après son départ, tandis que depuis bientôt 12 ans, la malade avait à subir 8 ou 9 mois de souffrance sur 12. — Nous regrettons que cette personne, à laquelle nous portons le plus grand intérêt, n'ait point fait, dès le principe, deux saisons par an à La Malou.

NEUVIÈME OBSERVATION.

Rhumatisme héréditaire.— Diathèse rhumatismale.— *Suite de couches.* — 18 ans de durée. — Perte du mouvement depuis 16 mois. — Une seule cure ; soulagement.

Au mois de juillet 1857, on apporte à La Malou une femme de la campagne, atteinte depuis 18 ans d'un rhumatisme universel, survenu à la suite de couches. Cette femme, âgée de 46 ans, d'une constitution délabrée, nous apprend qu'elle a fait 6 enfants et 1 fausse-couche (le rhumatisme est héréditaire dans sa famille), et qu'elle a été prise, 5 à 6 jours après son second accouchement, sans cause appréciable, de la maladie qui la tourmente depuis cette époque. Viscères, muscles, articulations grandes et petites, tout a été pris ; et le mal, rebelle à tous les remèdes, semblerait même s'être aggravé depuis la dernière couche (7 ans), et surtout depuis la ménopause, qui remonte à 4 ans. La marche, pénible d'abord, a fini par devenir difficile, et enfin impossible (depuis 16 mois), même avec des béquilles ; il reste un épanchement dans chaque genou ; les mains sont déformées ; amaigrissement extrême... Cette première cure amène une amélioration assez sensible dans un état aussi grave et aussi ancien. L'état général est meilleur au moment du départ, et la malade nous dit qu'elle sent plus de force et plus de souplesse dans les articulations. Nous regrettons de n'avoir pu nous procurer depuis des nouvelles sur son compte.

DIXIÈME OBSERVATION.

Rhumatisme après une 3e couche, — avec prédominance spinale. — 7 ans. —Soulagement passager, après Aix et Gréoulx. — Etat satisfaisant, après 2 cures faites à une année d'intervalle.

45 ans, lymphatique nerveuse, constitution assez bonne, rien du côté de l'hérédité ; habitant une grande ville du Midi ; appartements bien exposés, etc...

Mme X.., nous remet une note écrite par son médecin, note à laquelle nous empruntons les lignes suivantes : « La malade est atteinte d'une rachialgie, se traduisant par de vives douleurs qui parcourent à peu près toutes les parties du corps, refusant toute motilité à la région sur laquelle la douleur s'implante. »

Mme X... nous rapporte, en outre, qu'elle a fait 7 enfants et que c'est à la suite de sa troisième couche qu'elle a été prise, sans cause appréciable, de la maladie qui la tourmente depuis 7 ans. Chez elle (comme chez les sujets des deux observations précédentes), tout a été pris, mais plus particulièrement la région spinale ; toute médication a été aussi sans résultat, sauf un soulagement bien passager, à la suite de plusieurs cures hydrothermales, faites soit à Aix (Savoie), soit à Gréoulx ; chez elle enfin, les grossesses et les couches subséquentes n'ont amené non plus aucune modification avantageuse : l'état subaigu dure bien les trois quarts de l'année, et Mme X... ne pourrait absolument travailler, si elle y était obligée.

Une première cure à nos thermes produit une amélioration sensible et qui se soutient jusqu'à l'année suivante. Nouvelle saison, à cette date ; état assez satisfaisant au moment du départ.

ONZIÈME OBSERVATION.

Affection rhumatismale larvée. — Crises viscéralgiques. — 1re *cure*, amenant la manifestation de douleurs musculaires et articulaires.— 2e *cure*. Retour des crises se jugeant par de très-abondantes sueurs.—Guérison.

M. X... est issu de parents sains, âgé de 33 ans ; bilioso-sauguin, bonne constitution ; il n'avait jamais éprouvé de maladie grave, lorsqu'il fut pris, sans cause appréciable, il y a 3 ans, d'une *crise* nerveuse, ayant duré 2 heures, avec perte de connaissance et ayant laissé le malade, durant les 24 heures suivantes, en proie à une douleur épigastrique des plus violentes. Depuis cette époque, de nouvelles *crises* se reproduisent tous les 2 ou 3 mois ; ces attaques sont précédées par un sentiment indéfinissable de malaise général et se terminent, soit par des vomissements, soit par des coliques atroces ; état que suit un assoupissement profond et une sorte d'hébétude. Depuis quelque temps tout se passe en 24 heures à peu près, M. X... pouvant alors reprendre le cours de ses occupations habituelles.

Cet intéressant malade, qui nous arrive en 1851, est pris, pendant ses premiers bains, de douleurs qui occupent tantôt les articulations des membres et tantôt les muscles. L'année suivante se passe, à peu près sans crises et dans un état satisfaisant ; revenu à cette date, le malade voit non-seulement ses douleurs musculo-articulaires se réveiller de nouveau, pendant les premiers bains, mais encore 5 à 6 accès très-courts, mais douloureux, se manifester en 3 ou 4 jours. Ce n'étaient, toutefois, que les accès *rhumatalgiques*, survenant tout à coup, et se terminant, après une heure ou deux, par des sueurs assez abondantes pour tremper le lit et le pavé de la chambre. Le mal cède pourtant peu à peu, et à mesure que la saison avance, le malade éprouve comme un sentiment d'*allégement* difficile à décrire. Depuis cette époque, M. X... (qui habite un pays humide) éprouve parfois quelques douleurs erratiques ; il jouit d'ailleurs d'une belle santé.

DOUZIÈME OBSERVATION.

Rhumatisme héréditaire. — Première attaque à 12 ans. — Deuxième attaque à 40 ans. — Endocardite. — Complications des crises épileptiformes très-fréquentes. — 1re *cure*. Effets immédiats. — Disparition des crises. — 2e *cure*. Guérison. — Endocardite améliorée.

Une femme de la campagne, âgée de 42 ans, issue de parents *rhumatisés*, douée d'un tempérament lymphatique et sanguin et d'une bonne constitution, arrive à La Malou, au mois d'août 1851, dans un état complet d'impotence. Elle aurait éprouvé dès l'âge de 12 ans une attaque de rhumatisme universel, ayant duré 1 an. Prise depuis 2 ans, à la suite d'un réfroidissement, d'une nouvelle attaque, qui persiste encore après avoir tenu cette infortunée, une année durant, comme clouée dans son lit. A part le rhumatisme aigu et une endocardite grave, l'état se serait compliqué, depuis et durant ces deux dernières annés, d'*accès* qui ont été qualifiés *épileptiformes* et qui reparaissent en moyenne tous les 2 jours. L'invasion de ces derniers est toujours imprévue ; leur durée ne dépasse guère une demi-heure. Durant ces crises la perte de connaissance n'est pas toujours complète ; mais quand la malade voit ou entend ce qui se passe autour d'elle, il lui est impossible de faire le moindre signe ou mouvement. L'accès se termine toujours par des contorsions ou des mouvements convulsifs effrayants. — Notons la manifestation d'une ascite, survenue durant l'hiver dernier et disparue spontanément, au bout de 2 mois. A son arrivée, état subaigu ; muscles et articulations pris de douleurs, avec engorgement articulaire ; symptômes graves d'endocardite ; persistances de ses crises, anorexie ; cette première cure ne produit aucun résultat immédiat, mais, 20 jours après son départ des eaux, ses crises ont disparu ; les douleurs ont diminué ; la marche devient de plus en plus facile. Une cure faite l'année suivante complète la guérison (avec grande amélioration du côté du cœur), qui ne s'est point démentie.

TREIZIÈME OBSERVATION.

Rhumatisme héréditaire. — Attaque durant 3 mois. — Plus tard, congestion cérébrale et symptômes d'hémiplégie incomplète. — Congestion méningo-spinale. — Altération de la sensibilité.— Céphalée. — Inaptitude intellectuelle.— 1re *cure*. Manifestation de quelques douleurs musculo-articulaires.— Prompte amélioration. — 2e *cure*, 3 mois après. — Guérison à peu près complète.

46 ans, tempérament bilioso-nerveux, excellente constitution ; grande activité physique et intellectuelle. M. de X... né d'une mère rhumatisée et d'un père très-nerveux, n'avait jamais été malade, sauf quelques douleurs articulaires survenues à l'âge de 14 ans et attribuées à la croissance. —En parlant *activité* constitutionnelle, nous aurions dû ajouter que M. de X... s'est adonné, constamment et sans mesure, aux travaux intellectuels. —Pris il y a 7 ans, à la suite d'un refroidissement contracté durant une nuit, passée dans des draps qui n'avaient pas été suffisamment séchés, d'une attaque de rhumatisme, qui ne dure pas moins de 3 mois et qui semble avoir laissé une prédisposition morbide, inconnue auparavant. En 1854, congestion cérébrale, suivie de symptômes assez graves, avec sentiment de défaillance générale, et comme d'une *sidération* passagère dans la moitié laté-

rale droite du corps. Notons que, dès l'année précédente, le malade éprouvait de fréquents vertiges, avec sentiment de tension douloureuse dans la tête, s'accompagnant comme de *coups de piston*. A la suite de cette congestion cérébrale, M. de X... se sentait comme dans un état de prostration intellectuelle, ressemblant à une sorte d'ivresse. Le caractère, habituellement doux, devient alors un peu irritable et presque irascible. Parfois le malade *grimace* sans motif; il lui arrive même d'être obligé de *grimacer*. A la faiblesse musculaire vient se joindre une légère obtusion de la sensibilité, plus prononcée à l'extrémité des doigts et à la plante des pieds (les objets palpés semblent être recouverts d'une couche de coton). Une saison à Vichy en 1855 : l'état persiste; il est même aggravé par un surcroît d'occupations presque inévitables. Dès la fin de cette année (décembre 1855), le malade éprouve, surtout après avoir mangé, des douleurs assez vives, dans la partie inférieure de l'épine dorsale, avec quelques mouvements nerveux, principalement dans les mains. C'est alors qu'il comprend qu'il est temps de s'arrêter et qu'il consent à prendre un peu de repos. Enfin, au mois de mai 1855, M. de X... arrive à La Malou, dans l'état suivant : douleurs passagères, mais assez fréquentes dans les deux membres du côté droit ; douleurs de tête, que la plus légère contention d'esprit fait arriver jusqu'au vertige, et qui se réveillent constamment sous l'influence du vent de la mer (midi) ; sentiment de tension, comme de câbles qu'on tirerait en divers sens, dans la même cavité. Le malade ne peut ni lire, ni écrire, ni converser : il lui semble avoir perdu la *conscience de sa puissance* (qui n'est pas médiocre).

Les premiers bains réveillent quelques douleurs musculo-articulaires ; dès le 6e le malade éprouve comme une sorte d'*allégement cérébral* ; après le 10e il peut écrire une longue lettre ; il peut même bientôt causer pendant un temps assez long, sans éprouver trop de fatigue. — Nouvelle cure au mois de septembre suivant; déjà la douleur, la faiblesse et la plupart des sensations morbides ont à peu près disparu. M. de X... a repris avec son activité physique toute sa puissance intellectuelle et morale, *il se sent plus* et *mieux vivre*. Nous l'avons revu en 1857 ; son état continue à être satisfaisant, malgré plus d'un oubli au sujet des précautions qu'il devrait prendre, pour conserver une santé précieuse à plus d'un titre.

QUATORZIÈME OBSERVATION.

Viscéralgie rhumatismale. — Marasme. — 2 ans. — Guérison après la première cure.

M. de X... âgé de 35 ans, bilioso-nerveux, délicat, a éprouvé, il y a 12 ans environ, une pneumonie grave et ayant laissé à sa suite des accès d'asthme, qui persistent encore. A tous les écarts de la jeunesse sont venues s'ajouter les fatigues d'une vie active, pendant un séjour de 9 ans en Algérie. Notons que M. de X... ressentait aussi parfois des douleurs vagues et souvent pleurodyniques.

C'est avec ces prédispositions que le malade a été atteint, depuis 2 ans, d'une affection aussi obscure que grave, laquelle s'est produite sans cause appréciable, avec une fièvre continue, suppression complète de la transpiration, insomnie, dyspepsie, constipation opiniâtre, et persistance de douleurs musculo-articulaires à l'état subaigu. Ajoutons un amaigrissement notable, une grande prostration physique et morale, et la sensation comme d'un travail sourd du côté des voies digestives, avec une sorte d'exfoliation intestinale. (Produit pseudo-membraneux de forme tubuleuse que le malade conserve avec soin dans l'esprit-de-vin.

C'est dans les premiers jours de mars 1853 que cet intéressant malade arrive à La Malou, dans un état voisin du marasme, pouvant à peine marcher, ou se tenir debout, et ne prenant, pour soutenir le peu de forces qui lui restent, que quelques bouchées de chocolat et de biscuit anglais, les seuls aliments que son estomac puisse supporter.

Dans cet état, M. de X... ne se baigne que tous les 2 ou 3 jours; mais il boit journellement l'eau de la Petite-Source. Du 4e au 5e bain, retour graduel de l'appétit, du sommeil; cessation de la constipation, les forces reviennent aussi; le malade peut se promener sans trop de fatigue, la transpiration se rétablit, il en est de même des autres fonctions, et bientôt M. de X... peut reprendre ses fonctions, en conservant avec le souvenir de cette maladie quelques légères réminiscences, attribuées, soit à quelques petits écarts, soit à l'influence du climat qu'il habite. (Ces derniers détails datent du mois de février 1858.)

QUINZIÈME OBSERVATION.

Affection cérébrale d'abord aiguë, puis chronique, liée à un état rhumatismal.— Paralysie des membres supérieurs.— Obtusion intellectuelle. — 4 ans. — 1re cure. Amélioration notable. — 2e cure, un an après. — Guérison.

M. de X..., naturellement très-actif et s'occupant de travaux intellectuels, est âgé de 40 ans; bilioso-nerveux, assez bonne constitution, n'ayant jamais été malade, malgré de nombreux *abus* et *excès* en tout genre.

Pris subitement, et sans cause appréciable, au mois de mars 1852, d'une gêne notable dans les mouvements de la mâchoire inférieure, avec contracture, bégaiement et grande difficulté pour parler. Après 2 mois de durée et 10 mois de répit, réapparition des mêmes accidents, avec exagération du mal. Tremblement spasmodique des membres supérieurs; le malade ne pouvant presque plus se servir de ses mains, surtout pour écrire, parce que nous dit-il, *la plume sautait hors les doigts, ou son bec déchirait le papier;*—cette crise est attribuée à un excès de travail de cabinet. —Le mal cède encore cette fois; mais, au mois de septembre 1853, à la suite d'un refroidissement contracté durant une nuit de fête, manifestation d'un accès de rhumatisme articulaire aigu, ayant duré 2 mois, affectant spécialement les extrémités supérieures et surtout la gauche, qui demeure constamment plus faible depuis.

Vers la fin de décembre 1854, soit effet d'un surcroît de travail ou de vives contrariétés morales, M. de X... est pris, comme avant ses deux autres accès, de vomissements bilieux, durant quelques jours, symptôme que le malade désigne déjà sous le nom de *précurseur inévitable* d'une nouvelle crise. Celle-ci se produit en effet, mais avec une cohorte de symptômes plus nombreux et surtout plus graves encore. Violente fièvre *nerveuse*, avec com-

plication, tant du côté de la tête, que du côté des voies diges-
sives, douleur dans les membres supérieurs, tremblement des
mains (paralysie complète d'un seul doigt de la main gauche);
sentiment de faiblesse générale et prostration morale extrême. Le
mal cède un peu, vers le mois de mai suivant; mais, dès le mois
de décembre de la même année (1855), invasion subite d'une
fièvre pernicieuse avec les symptômes cérébraux les plus graves
et les plus alarmants (perte de connaissance ; paralysie; contracture...), ayant laissé, à sa suite, une obtusion notable de l'intelligence, de la diplopie, la paralysie des trois derniers doigts de
chaque main et la persistance des douleurs dans les membres
supérieurs.

C'est en mars 1856 que M. de X... arrive à La Malou pour la première fois, dans un état assez peu rassurant, du moins en apparence. Organes des sens intacts; membres inférieurs parfaitement libres ; fonctions assez bonnes, mais grande diminution
dans l'activité intellectuelle; douleurs passagères dans la partie
latérale gauche du cou, dans l'épaule du même côté, s'irradiant
dans les deux extrémités supérieures, — douleurs que le malade
compare à des *fusées électriques*, plus ou moins prolongées, —
paralysie du muscle deltoïde gauche; persistance de la paralysie des trois derniers doigts de chaque main, irrégularité des
mouvements dans les membres affectés (M. de X... laisse échapper
les objets qu'il essaye de tenir entre le pouce et l'index); si le malade veut écrire quelques lignes, c'est à la condition de soutenir
et de pousser la main droite, avec la gauche; il ne peut point
dessiner; la faiblesse est telle dans les membres affectés, que le
malade ne peut soulever un poids d'un demi-kilogramme.

Cet état, qualifié d'affection *nervo-rhumatismale*, par le médecin
de M. de X..., cède, comme par enchantement, à l'usage de cette
première saison thermale (24 bains, eau de la Petite-Source,
en boisson). Dès le 12e bain, les muscles et les doigts *paralysés* ont recouvré, à peu près, leurs mouvements. Après le
15e, M. de X... peut soulever, même avec la main gauche, un
poids de 15 kilogrammes; au 18e, il écrit et dessine avec toute
la précision désirable. Mais, dès la fin de l'automne suivant,
nouvelle crise nerveuse, du côté de la tête, s'accompagnant de
roideur et de faiblesse, dans les extrémités supérieures (crise
plus bénigne et moins longue que les précédentes). Deuxième

5

saison, au mois d'avril 1857. A son arrivée, cet intéressant malade éprouve encore de la faiblesse et quelques tiraillements douloureux dans les membres affectés; mais, avant son départ des eaux, tout était rentré dans l'ordre; et nous avons appris, au mois de février 1858, que M. de X... jouissait d'une bonne santé depuis sa dernière cure thermale.

SEIZIÈME OBSERVATION.

Gastralgie rhumatismale.— Crises aiguës, assez graves.— Inéfficacité des diverses eaux minérales employées.— Guérison complète après une seule cure.

48 ans, bilioso-nerveux, bonne constitution; frère sujet à la goutte : M. X..., est sujet depuis une douzaine d'années à des douleurs articulaires, erratiques, alternant avec des *crises nerveuses* assez graves, du côté de l'estomac. Ces accès gastralgiques, qui, depuis cette époque, reviennent en moyenne de trois à six fois par an, sont caractérisés par des vomissements incoercibles, et suivis d'un état d'endolorissement général. Durant la crise, qui ne dure pas moins de 8 à 10 jours, le malade ne peut absolument ingérer la plus minime dose d'une substance quelconque, sans être obligé de la rendre immédiatement. Tout traitement, y compris l'usage de diverses eaux minéro-thermales, a toujours été au moins inutile. L'accès fini, M. X... peut passer du lit à la table, et vaquer à ses occupations. — Une cure faite à nos thermes, en 1853, produit une guérison immédiate et complète, puisqu'elle se soutient encore depuis cette époque.

DIX-SEPTIÈME OBSERVATION.

Rhumatisme sub-aigu.— Localisation dans l'articulation scapulo-humérale gauche. — Endocardite. — 1re *cure*. Amélioration. — 2e *cure*. Amélioration très-notable.

Un homme de loi, âgé de 55 ans, bilioso-sanguin, forte constitution, éprouve, en 1850, quelques accès de colique néphrétique avec expulsion de graviers : état qui cède à l'usage des eaux de Vichy. Notons pourtant que M. X... éprouvait parfois des douleurs musculo-articulaires vagues. Pris subitement, il y a un an,

d'un violent accès de dyspnée, avec sentiment de pesanteur douloureuse dans la région précordio-épigastrique. Mais cet accès,
qui ne dure que 7 à 8 jours, s'est reproduit, durant les 9 mois sui-
vants, à des intervalles assez rapprochés; quand, il y a 3 mois,
la douleur précordiale semble disparaître, pour être remplacée
par une arthralgie sub-aiguë, dans l'épaule gauche, avec une
telle gêne dans les mouvements du membre correspondant que
le malade ne peut s'habiller seul. L'inutilité d'un traitement,
très-actif d'ailleurs, engage M. X... à venir à La Malou. A part la
douleur scapulo-humérale, nous constatons une atrophie très-
avancée du muscle deltoïde, de ce côté, et les symptômes d'une
endo-péricardite grave.—Pouls irrégulier avec bruit de frottement
(à 95, en moyenne). — Cette première cure amène une grande
amélioration, même dans l'état du cœur. M. X... passe un bon hiver et revient, l'année d'après, dans l'état suivant : la douleur articulaire a été à peine sensible, durant l'hiver; le muscle deltoïde a repris son volume normal; le malade peut s'habiller seul;
mais il reste encore de l'engourdissement dans l'articulation affec-
tée : *bruits de souffle*, exagération dans l'étendue des battements
du cœur, qui sont encore assez fréquents et tumultueux. Mais
il se produit dans l'état, pendant cette seconde cure, une amélioration des plus sensibles et à laquelle nous avons été heureux
de faire assister, pour ainsi dire, notre excellent confrère et ami
M. le docteur L. Brousse, de Montpellier.

(Nous regrettons de n'avoir pas eu plus tôt à notre disposition
trois observations d'endocardite rhumatismale, guéries à nos
eaux, sous les yeux de notre prédécesseur M. le docteur Cardinal.)

DIX-HUITIÈME OBSERVATION.

Affection rhumatismale héréditaire. — Cystalgie. — Altération de la sensibilité dans les extrémités inférieures. — Symptômes de catarrhe
vésical. — 1re cure. Amélioration. — 2e cure. Guérison.

75 ans, tempérament sanguin et bilieux ; bonne constitution ;
grande activité, pour son âge ; habitant un pays humide; M. de...,
issu d'une mère rhumatisée, a été sujet, dès son jeune âge, à des
douleurs articulaires, vagues. Pris subitement, et sans cause, depuis un an, d'une paralysie vésicale et d'une attaque de rhuma-

tisme articulaire, aigu, avec faiblesse spinale, se propageant de
préférence aux membres inférieur gauche et supérieur droit.
Sonde à demeure, dans la vessie ; et, après 6 mois de séjour au lit,
symptômes de catarrhe vésical, avec exagération de la faiblesse
musculaire, principalement dans les deux extrémités affectées ;
persistance des douleurs, à l'état sub-aigu, et, depuis quelques
semaines, besoins très-fréquents d'uriner.

Une amélioration sensible se manifeste à la suite de cette première saison thermale (juillet) ; à la suite d'une deuxième cure,
faite 2 mois après, les symptômes de catarrhe vésical ont complétement disparu ; les douleurs ont cessé ; les forces reviennent
d'une manière notable. Bon hiver. L'année suivante, nous revoyons à La Malou M. de... dans un état satisfaisant.

DIX-NEUVIÈME OBSERVATION.

Coxalgie datant de 4 mois 1/2. — Allongement du membre
de 3 centimètres. — 1re *cure*. Guérison.

Une domestique, âgée de 38 ans, habitant la campagne, est
prise, il y a 4 mois 1/2, à la suite d'un refroidissement, d'une
coxalgie aiguë du côté gauche : 15 jours au lit ; douleur habituelle
avec engorgement local et allongement (3 centimètres) du membre du côté malade. — On envoie cette infortunée à nos thermes
(pour une névralgie sciatique), au mois de septembre 1854. Elle
peut à peine faire quelques pas, au moyen de deux béquilles.
30 bains et 6 douches. Cette première cure avait amené, au bout
de quelques semaines, une guérison complète et qui s'est parfaitement soutenue.

VINGTIÈME OBSERVATION.

Coxalgie datant de 5 mois. — Symptômes chlorotiques. — 1re *cure*. Amélioration notable. — 2e *cure*. Au bout de 3 mois, guérison à peu près
complète.

18 ans, lymphatique, délicate ; sujette depuis 2 ou 3 ans à
quelques douleurs erratiques. Mlle X... est prise, il y a 5 mois,
dans l'articulation coxo-fémorale droite, d'une douleur que finit

par traduire une gêne notable dans la marche. L'examen local n'aurait rien montré de particulier au médecin de la malade.

A son arrivée, Mlle X... boite en marchant, bien qu'elle se tienne appuyée sur le bras de son père; persistance de la douleur, qui se propage au genou correspondant; mouvements possibles, mais incomplets. — Ajoutons une disposition à la chlorose. A la suite d'une première cure, faite au mois de mai, tous ces symptômes cèdent peu à peu. La malade revient au mois de septembre suivant, ne boitant plus, marchant parfaitement; elle repart dans un état satisfaisant, bien qu'il reste un peu de faiblesse.

VINGT-UNIÈME OBSERVATION.

Accès de goutte rhumatismale héréditaire et datant de 25 ans. — Crises fréquentes. — 1re cure. Guérison se maintenant depuis 6 ans.

Un négociant âgé de 65 ans, issu d'un père goutteux, et atteint lui-même, depuis 25 ans, d'une goutte qualifiée de *goutte rhumatismale*, arrive à La Malou en 1852. Il nous annonce que ses accès sont fréquents, et qu'il a été obligé de s'arrêter deux ou trois jours en route, pour laisser passer la dernière crise. Ces sortes d'attaques sont courtes, et on n'observe point à leur suite cet état de torpeur locale, qui généralement accompagne les accès de goutte. Une seule saison thermale amène une guérison complète et qui s'est soutenue depuis. — Le malade revient chaque année à La Malou.

VINGT-DEUXIÈME OBSERVATION.

Rhumatisme et goutte héréditaires. — 2 crises périodiques tous les ans depuis 40 ans. — 1re cure. Disparition des concrétions tophacées et des crises. — Cures annuelles maintenant un bon état. — Mort 3 ans après d'apoplexie héréditaire.

M. le docteur X..., issu, lui aussi, de parents goutteux et rhumatisés, est âgé de 60 ans; sanguin et lymphatique, menant une vie sédentaire, et habitant un pays froid et humide. Arrivé à La Malou en 1852, ce confrère nous raconte qu'il a été pris, dès l'âge de 20 ans, d'une attaque de rhumatisme articulaire aigu, qui lui a laissé une prédisposition marquée à des douleurs erratiques, de nature *rhumatismale*, et qui détermina la manifestation d'*attaques de goutte*, qui se reproduisent régulièrement depuis cette époque, deux fois par an (en mai et en décembre). Outre la déformation des pieds et des mains, il existe habituellement sur les orteils de M. X... des ulcérations, qui sont entretenues par la présence et la reproduction incessante de concrétions tophacées qu'il faut extraire, au moins une fois le mois ; accident qui gêne tellement la marche, que M. le docteur X... ne peut marcher qu'en se servant d'une canne, et souvent de deux, lorsqu'il n'est point forcé de garder sa chambre.

A la suite de cette première cure, les concrétions tophacées disparaissent *pour toujours*, les petites plaies entretenues par ces dernières se cicatrisent aussitôt et, chose assez curieuse, les deux accès de goutte manquent, à peu près complétement, l'année suivante. Inutile de dire que ce bon confrère marche assez librement, et qu'il se voit presque délivré et de ses douleurs erratiques et de ses accès de goutte. Enchanté du résultat obtenu, il revient les deux années suivantes ; mais, durant l'hiver de 1855, il succombe à une attaque d'apoplexie héréditaire.

§ **2.** — **Névropathies.** — **Névralgies et névroses diverses.**

VINGT-TROISIÈME OBSERVATION.

Etat névropathique grave avec paralysie générale incomplète, plus prononcée à droite.—Éréthisme nerveux (sans lésion?)—Diverses eaux minérales, sans résultat.—1re cure. Amélioration se maintenant par 2 cures nouvelles. — Mort d'accident, en se rendant à La Malou.

M. X..., ancien magistrat, est âgé de 51 ans, doué d'un tempérament nerveux et d'une belle constitution. Il n'a jamais été malade ni sujet à aucune influence diathésique héréditaire ou acquise ; il a toutefois *usé* et *abusé* de la vie et de la santé, sans mesure aucune. Marié à 37 ans, il commence à éprouver, au bout de 2 ou 3 ans, de la gêne dans les mouvements de la main droite ; bientôt faiblesse notable dans tout ce membre ; un peu plus tard, difficulté pour écrire, et enfin impossibilité de signer son nom. L'extrémité inférieure du même côté se prend aussi, peu à peu. A la faiblesse musculaire générale vient s'ajouter l'incohérence des mouvements, avec déplacement du centre de gravité du corps. Une fois levé de son fauteuil, par une main étrangère, M. X... va, le corps penché en avant, marchant à longs pas (sur un sol uni), comme en cadence et en sautillant, jusqu'à ce qu'un obstacle, plus fort que lui, l'empêche d'aller plus loin. Ajoutons, un peu de gêne dans la respiration, l'aphonie complète, un affaiblissement, très-sensible, du côté des organes des sens et de l'intelligence, avec perte presque complète de la mémoire. Impuissance ; constipation. A cet état de faiblesse générale, plus prononcée dans toute la partie droite du corps, se joint une hyperesthésie cutanée des plus prononcées. Sommeil et appétit comme dans l'état normal ; urines généralement assez libres (sauf quelques accidents d'incontinence). Cette physionomie, autrefois si animée, est aujourd'hui sans expression.

Traité pendant 9 ans par les praticiens les plus distingués de la province, et surtout de Paris, pour des lésions diverses du *cerveau* ou de la *moelle épinière*, M. X... ne néglige aucun des moyens qui lui sont conseillés, malgré l'inutilité de leur emploi, quand un professeur éminent de la capitale, jugeant qu'il ne peut être question d'une lésion organique, conseille au malade de renoncer à tout traitement nouveau et de s'en tenir aux moyens purement hygiéniques.

Toutefois, l'état persistant, si tant est qu'il ne s'aggravât pas, M. X..., venant dans le Midi, consulte, à Montpellier, feu le professeur Caizergues, qui nous adresse le malade au mois de juillet 1849, avec les lignes suivantes : « J'ai conseillé à M. X... l'usage des eaux thermales de La Malou contre une affection nerveuse, avec éréthisme nerveux et débilité, ou atonie. Ces deux éléments, qui coexistent souvent sans s'exclure, présentent des indications opposées qu'il n'est pas toujours facile de remplir. Je pense, néanmoins, que les eaux de La Malou peuvent être employées avec quelque espoir de succès, les eaux minérales trop actives ayant été jusqu'ici plus nuisibles qu'utiles. »

Le résultat donne raison à notre judicieux praticien. A la suite de cette première saison, les mouvements se régularisent d'une

manière sensible. 2 mois après son départ des eaux, M. X...
pouvait *marcher* et même se *servir d'une canne.* Deux cures thermales, faites l'année suivante, confirment cette amélioration. A
part le retour de la *stabilité* musculaire, il s'est produit une grande
augmentation dans les forces. Ce n'est point, sans doute, une
guérison complète, mais c'est une amélioration à peu près inespérée. — En se rendant à nos thermes, 2 ans après, M. X... suc-
combait, victime d'un accident de voyage.

VINGT-QUATRIÈME OBSERVATION.

Névropathie avec paralysie par congestion utéro-spinale. — 3 ans. —
Soupçon de diathèse rhumatismale. — 1re *cure.* Prompte amélioration.
— 2e *cure.* Guérison complète. — Rechute, moins grave, 4 ans après.
— Amélioration après une cure.— Doit revenir.

Mme X... est issue d'un père nerveux, et dont les mains et les
paupières sont sujettes à des mouvements spasmodiques.
28 ans ; lymphatique et nerveuse, mais douée d'une assez
bonne constitution ; n'ayant jamais essuyé de maladie grave,
bien qu'elle ait été sujette, depuis l'adolescence, à contracter de
fréquents torticolis. Mariée à 23 ans ; 2 grossesses, durant lesquelles
Mme X... éprouve des douleurs hypogastriques assez intenses·
On constate un léger engorgement du col, avec quelques légères
excoriations, et on prescrit le repos au lit ou sur une chaise longue. Sur ces entrefaites, manifestation d'une faiblesse générale
avec aphonie, grande disposition à la fatigue cérébro-intellec-
tuelle (malgré l'intégrité des organes des sens.) Notons surtout
une douleur constante dans la région lombaire, douleur dont l'o-
rigine remonte à 3 ans. — A part l'anorexie et un peu de constipation, toutes les fonctions s'exécutent comme à l'état normal.
Plusieurs praticiens, avantageusement connus, diagnostiquent
une *myélite* arrivée à l'état d'incurabilité. Nous constatons, à son
arrivée, un état de faiblesse extrême, avec anémie ; tout mouvement musculaire est impossible. La position horizontale est la
seule qui puisse être gardée par la malade ; aphonie, et souvent
impossibilité de parler à voix basse, de lire ou d'entendre lire
une lettre, de voir le grand jour, etc.; et, avec cet état qui re-

monte à 3 ans de date, une énergie morale, bien peu commune.
— Nulle trace de déviation ni de saillie dans la région rachidienne, mais douleur à la pression, au niveau de la dernière vertèbre dorsale et des deux premières vertèbres lombaires. L'état
était grave, le diagnostic, déjà établi, peu rassurant. Toutefois,
prenant en considération l'état de l'utérus et la réaction possible
de cet organe sur le système nerveux central ; d'autre part, la
prédisposition rhumatismale, traduite par la manifestation des
fréquents torticolis dont nous avons parlé ; tenant compte enfin
de l'influence possible de la *position prolongée* au lit, ou sur un
canapé, pour favoriser une congestion spinale, nous *essayons* de
faire prendre quelques bains très-courts à cette malade, qu'on
est obligé de poser dans une baignoire, préalablement garnie de
paille. Une saison de 20 bains, de 4 à 20 minutes de durée, amène
chez Mme X... un commencement d'amélioration, qui va progres-
sant, à ce point que, 20 jours après son départ, la malade peut
déjà faire, dans son jardin, une petite promenade, en se tenant
appuyée sur le bras de son mari.— Revenue 2 mois après, Mme X...
repart de La Malou, après cette seconde cure, dans un état de
guérison à peu près complète. Nouvelles cures *de précaution* pendant les 3 années suivantes.

Cependant, vers le milieu de l'été de 1856, Mme X... est prise
encore de symptômes de faiblesse générale, s'accompagnant de
douleurs hypogastriques avec léger engorgement d'un ovaire et
de l'utérus. Après avoir passé une *longue année* dans cet état, se
traînant de son lit sur un canapé, la malade revient, au mois de
juin suivant, à La Malou, d'où elle repart sans avoir obtenu, cette
fois, un résultat immédiat aussi satisfaisant. Toutefois, nous re-
cevons, vers la fin de février 1858, les lignes suivantes, de la
part du médecin de Mme X... « Cette année, les bains de La Malou n'ont pas produit chez Mme X... l'amélioration merveilleuse-
ment rapide qu'elle en éprouva lors de son premier voyage à cet
établissement ; mais, pour avoir été tardif, le résultat n'en a pas
été moins satisfaisant... Mme X... marche, une grande partie de la
journée, dans ses appartements sans être trop fatiguée. J'ai tout
lieu de croire qu'une nouvelle saison, à La Malou, achèvera la
cure. »

VINGT-CINQUIÈME OBSERVATION.

Etat névropathique, congestif, grave. — Paralysie générale. —
1ʳᵉ *cure*. Guérison complète.

Mᵐᵉ de... est âgée de 36 ans, douée d'un tempérament lymphatique et sanguin et d'une bonne constitution ; menant une vie sédentaire, mariée à 18 ans, elle a fait au bout de 3 mois une fausse couche, qui a été la seule depuis son mariage. — La malade est sujette, depuis une dizaine d'années, à ce qu'elle appelle des *crispations dans la tête*, avec sensation de battements dans cette cavité, douleurs dans les oreilles, etc. Depuis ces dernières années, ces crises sont devenues plus fréquentes, et surtout plus intenses, empêchant la malade de sortir et ayant amené un amaigrissement notable. Ajoutons que cet état a été exaspéré, par l'influence de peines morales graves.

C'est avec de telles prédispositions que Mᵐᵉ de..., en apprenant, il y a un an, la mort d'une voisine, qui venait de succomber à une attaque de choléra, se sent frappée comme d'un coup à la nuque ; au même instant, tournement de tête et *paraplégie* complète : 8 mois au lit dans cet état, avec sensation de fusées douloureuses, crampes, tiraillements dans les extrémités atteintes, et sensation comme de *sable* à la plante des pieds. Quand on essaye plus tard de la lever de son lit, et qu'on la soutient, posée sur les pieds, elle éprouve un sentiment comme de *cramponnement* des orteils sur le sol ; mais la perte de la *conscience musculaire* est complète et la malade ne sait point encore si *elle a des jambes*, si ses pieds reposent sur le sol, ou sur un tabouret, si elle est chaussée ou non, etc. Le mal ne se borne point aux extrémités inférieures, et l'état de la tête est loin d'être plus rassurant. Perte complète de la mémoire ; grande obtusion de l'intelligence, expression d'*hébétude* sur la physionomie : on dirait une personne *ivre* et surtout *très-habituée à s'enivrer*. Depuis 3 semaines, manifestation d'une douleur aiguë, dans la région lombo-abdominale, avec sensation comme d'une *lourde besace*, se détachant de la région lombaire au moindre mouvement. A la suite d'une application de sangsues, sur la région lombaire, chute immédiate et *permanente* de la paupière supérieure de l'œil droit, et chute *passagère* de la paupière supérieure du côté opposé, — déviation du globe de l'œil droit (qui semble loucher) ; et, depuis le même instant, sensation de fusées douloureuses, s'irradiant de ce point de la région rachidienne (lombaire) dans tout le reste du corps. — Notons enfin la régularité de la menstruation, une constipation opiniâtre et l'incontinence d'urine.

En voyant Mme de... dans un état aussi grave, nous étions bien loin de penser qu'au moment de son départ, c'est-à-dire, 6 semaines après, elle serait guérie. Il a suffi néanmoins pour cela d'une saison de 40 bains, de 12 douches, de l'usage journalier de l'eau de la Petite-Source et de Capus en boisson, pour amener une guérison qui, depuis bientôt 3 ans, ne s'est point démentie.

VINGT-SIXIÈME OBSERVATION.

Névralgie trifaciale rebelle. — 8 mois. — 1re *cure*. Guérison.

Une domestique âgée de 50 ans, sujette, depuis sa 25e année, à de fréquents accès de migraine, est prise, il y a 3 ans, d'une attaque de névralgie trifaciale sur-aiguë, de 6 mois de durée ; accès qui s'est reproduit au bout de 6 mois, pour durer un pareil temps. Enfin, un 3e accès, plus intense que les précédents, dure depuis 11 mois, malgré tous les moyens employés pour le combattre. A la suite de cette première cure, amélioration progressive. Excellent hiver ; à peine quelque légère réminiscence, au printemps suivant. Nouvelle saison en 1857 ; état satisfaisant à cette époque.

(Nous revoyons à Paris (mai 1858), une intéressante personne de cette capitale, et qui a obtenu, à la suite d'une cure faite à nos thermes, en septembre dernier, la guérison presque complète d'une névralgie trifaciale aussi grave qu'ancienne.)

VINGT-SEPTIÈME OBSERVATION.

Névralgie de l'ovaire (?) *intermittente, rebelle.* — 2e *cure*. Amélioration.

Une fille de 28 ans, tempérament nerveux et sanguin, bonne constitution, n'ayant éprouvé jusqu'à sa 24e année d'autre maladie qu'une prétendue coxalgie du côté gauche (à l'âge de 2 ans,

disparue au bout de 3 mois), est prise subitement, à cet âge,
d'un violent accès fébrile, avec douleur atroce, dans la région de l'ovaire droit, et se propageant à la cuisse du même
côté. A une période de froid qui avait duré 3 heures, succède la
chaleur et puis la sueur avec persistance de la fièvre, durant
3 jours. — Depuis cette époque et durant ces 4 dernières années,
ces crises se sont reproduites à peu près chaque mois, et presque à jour fixe, sans qu'on ait pu trouver le moyen de remédier
à cet état. Notons que cette fille n'a jamais été menstruée, bien
qu'elle soit parfaitement conformée, et qu'il n'existe aucune
trace d'engorgement, dans la région de l'ovaire, prétendu malade.

Pendant les 11 mois d'intervalle entre la première et la
deuxième saison thermale, il n'y a eu que 3 accès, plus courts
et moins intenses que les précédents. Il ne s'est produit, durant
l'année qui a suivi la seconde cure, qu'*une menace d'accès*, durant l'hiver.

VINGT-HUITIÈME OBSERVATION.

Névralgie sciatique sur-aiguë datant de 2 mois 1/2,
guérie en une cure et dès les premiers bains.

P..., brigadier de gendarmerie dans le département du Tarn,
est apporté, sur un matelas, à La Malou, au mois de mai 1851. Ce
militaire, âgé de 48 ans, bilioso-nerveux et bien constitué, souffre
cruellement, depuis 2 mois 1/2, d'une attaque de névralgie
sciatique sur-aiguë. On lui fait quitter le lit, pour le faire arriver
ici. Il peut faire à peine quelques pas avec le secours de deux
béquilles. — La guérison est immédiate ; au 4e jour, le malade
quitte ses béquilles pour un bâton. Après le 11e bain, il peut marcher pendant une demi-journée, et repart complétement *guéri*.

VINGT-NEUVIÈME OBSERVATION.

Névralgie sciatique.— 2e accès aigu.— Guérison à la 1re cure.

M. le docteur X..., 60 ans, menant une vie très-active, et habitant un climat froid, avait éprouvé, il y a 9 ans, une violente

attaque de névralgie sciatique (n'ayant pas duré moins de 2 mois à l'état aigu). Pris depuis 1 mois d'un nouvel accès, avec douleurs atroces et exacerbations nocturnes. Notons que, durant les 2 mois qui ont précédé l'invasion de cette dernière attaque, ce digne confrère éprouvait fréquemment entre les épaules des douleurs qui se propageaient aux membres supérieurs. Ajoutons enfin, que, *dans ce cas*, la pression sur le nerf malade réveillait vivement la douleur; c'est à peine s'il peut faire quelques pas dans sa chambre au moyen de béquilles, ou en s'appuyant sur un bras étranger. — Le mieux se manifeste, séance tenante, et M. le docteur X... emporte une guérison qui se soutient depuis 2 ans.

TRENTIÈME OBSERVATION.

Epilepsie datant de 6 ans. — (Essentielle?) — Impuissance de la thérapeutique.— 1re *cure*. Retard dans le retour des accès.— 2e *cure*. Retard dans le retour des accès.

Vers la fin du mois de septembre 185..., un médecin, appartenant à un État voisin de la France, accompagnait à nos thermes un jeune homme de 25 ans, atteint d'épilepsie, depuis 6 ans révolus. L'invasion de la maladie avait été spontanée; rien n'en indique la cause. Point d'*aura*. Les crises ne se manifestent que lorsque le malade est couché, et surtout pendant le sommeil. La thérapeutique a été jusqu'ici aussi impuissante que l'étiologie muette. Une saison de 30 bains et 10 douches semble amener un peu de retard dans l'apparition des *accès*. Une nouvelle cure, faite l'année suivante, produit un effet semblable sur la fréquence des crises. (Nous regrettons de n'avoir aucune nouvelle sur le compte du malade.)

TRENTE-UNIÈME OBSERVATION.

Crises épileptiformes.— 6 mois.— Symptômes de congestion méningocérébro-spinale. — 1re *cure*. Guérison presque complète. — *Cures annuelles*. Guérison complète.

Une ménagère, âgée de 41 ans, lymphatique, nerveuse, n'ayant jamais éprouvé de maladie grave, est prise subitement, il y a

6 mois 1/2, à la suite d'une vive contrariété, d'une *crise nerveuse*, l'ayant laissée 2 heures sans connaissance. 1 mois 1/2 après, nouvel accès pareil, mais n'ayant duré qu'une demi-heure; 3ᵉ accès au bout de 2 mois; 4ᵉ et 5ᵉ *crises*, survenant ensuite à 1 mois 1/2 d'intervalle; enfin, le 6ᵉ et dernier accès ne date que de 15 jours. Notons que chaque crise est précédée par la sensation comme de *corpuscules rouges* qui seraient disséminés dans l'air, et par quelques tiraillements du côté de l'œil gauche et de la commissure labiale du même côté. Ajoutons que, dès l'invasion de l'accès et jusqu'à la fin de ce dernier, cette commissure labiale est comme tiraillée et convulsée, mais que la malade n'a jamais le temps de constater ce fait, tant l'invasion du mal est instantanée. Il y a tantôt *cri* et tantôt chute, sans ce bruit. Il survient généralement des mouvements convulsifs dans les membres et de l'écume à la bouche; la perte de connaissance est toujours complète. La belle-mère de la malade nous rapporte qu'après l'accès la physionomie de cette dernière exprime l'*hébétude*. Notons, en outre, que dans l'intervalle des accès, la malade éprouve dans toute la région rachidienne de fréquents frissons, accompagnés d'un sentiment douloureux, qui, de l'épine, se propage aux extrémités inférieures, avec froid aux pieds; symptômes qui sont toujours suivis d'un besoin pressant d'aller à la garde-robe; qu'une sensation très-agréable de chatouillement à la plante des pieds suit immédiatement chaque *crise nerveuse*, et que, depuis le second accès, les membres inférieurs sont le siége d'une faiblesse insolite. Toutes les fonctions s'exécutent, d'ailleurs, comme à l'état normal. Cette première cure thermale amène un soulagement inespéré. La malade, revenue l'année suivante, nous assure qu'elle n'a eu que comme *une réminiscence* d'accès, bien léger et très-court, au mois de janvier. Elle vient, depuis, toutes les années à La Malou, bien que cet état, qu'on avait caractérisé d'*épilepsie*, ait complétement disparu depuis plus de 4 ans.

TRENTE-DEUXIÈME OBSERVATION.

Catalepsie. — Accès presque continus depuis 6 à 7 mois. — Chlorose. —
1ʳᵉ *cure.* Guérison lente et complète après 4 mois.

En 1840, nous avions été appelé à voir (en consultation) une
jeune fille de la campagne, atteinte de catalepsie depuis plus
d'un an. Cette personne, âgée de 18 ans, lymphatique, mais assez
forte, se livrant aux travaux des champs, avait été prise, sans
cause connue, de faiblesse, avec quelques symptômes de chlorose, puis de quelques accidents nerveux, et, depuis 6 mois,
d'accès de catalepsie, dont la durée avait été en augmentant, à
ce point qu'il n'existait déjà, à cette époque (mars 1840), qu'une
demi-heure *de retour à la connaissance* pour 35 heures 1/2 d'accès. Quand ces crises laissèrent un plus long intervalle (en octobre suivant), nous engageâmes les parents à transporter la
malade à La Malou. 12 bains, pris à cette époque, produisent une
modification avantageuse dans cet état, déjà bien ancien. Les attaques cessent, dès lors, d'être régulières ; elles sont courtes,
d'ailleurs, et la malade peut déjà rester assise dans un fauteuil.
Au printemps suivant, il n'existait plus le moindre symptôme de
catalepsie. Cette personne, mariée depuis plusieurs années, jouit
d'une bonne santé.

TRENTE-TROISIÈME OBSERVATION.

Chorée datant de 2 mois 1/2. — Guérison médiate,
20 jours après la première cure.

11 ans; lymphatique; délicate; cette jeune personne a été
prise, sans cause connue, il y a près de 2 mois 1/2, d'une chorée générale, ne permettant à cette enfant ni de marcher seule,
ni de se tenir debout. Le mal s'est montré rebelle aux divers
moyens déjà employés : fonctions normales. Une saison à nos
thermes n'amène aucun résultat immédiat ; mais, 20 jours après
son départ des eaux, la malade se trouve bien et le mal ne reparaît plus.

TRENTE-QUATRIÈME .OBSERVATION.

Chorée partielle (rhumatismale ?) en rechute. — 1re *cure.* Guérison.

Une jeune fille de 11 ans 1/2 arrive à La Malou au mois d'octobre 1855, atteinte de chorée partielle (dans le membre supérieur gauche). Notons que pareil accident s'était manifesté, il y a 3 ans, sur le même point, avec état douloureux du membre inférieur du même côté. La chorée céda alors au bout d'un mois ; mais il est resté, à cette enfant, une disposition marquée à des douleurs erratiques. Ajoutons que c'est la fille d'un jardinier, et qu'elle est employée fréquemment à arroser le jardin. Le dernier accès de *chorée* ne date que de 15 jours. La jeune malade ne peut rien prendre ni tenir avec sa main gauche ; son œil est brillant et comme convulsé. — Au 6e bain, tout mouvement spasmodique a disparu. On nous assure, l'année suivante, que cette enfant jouit d'une bonne santé.

TRENTE-CINQUIÈME OBSERVATION.

Tremblement nerveux. — 2 ans. — Chutes. — Maladies antécédentes du système nerveux. — Douleurs rhumatiques. — 1re *cure.* État très-satisfaisant après 15 à 20 jours. — 2e *cure.* Amélioration équivalant à une guérison.

50 ans ; bilioso-nerveux, bonne constitution, M. X..., architecte, a fait, à l'âge de 22 ans, une chute, sur le siége, de 3 mètres d'élévation : accidents consécutifs graves, qui ont laissé une perte complète de l'ouïe, du côté droit, et une disposition notable aux bourdonnements, ainsi qu'à un sentiment de pesanteur de tête, plus prononcé quand le malade est obligé de se tenir courbé (pour crayonner sur le sol, par exemple). L'année suivante, *fièvre cérébrale*, compliquée de symptômes très-graves du côté de la tête. Mais, depuis cette dernière époque, M. X... avait constamment joui d'une excellente santé, lorsqu'il y a 2 ans sa main droite se prend, sans cause connue, d'un *tremblement nerveux*, qui se propage, bien qu'avec moins d'intensité, à la main

du côté opposé, ainsi qu'à la tête. Depuis 7 à 8 mois, ces accidents se sont aggravés ; agitation générale ; réveils en sursaut ; lourdeur habituelle de tête, obligeant le malade à sortir au grand air, dès qu'il veut s'occuper d'un objet ou d'un sujet quelconque. Exagération du tremblement de la main droite et impossibilé absolue d'écrire, de *pointer un compas,* de tenir un crayon...; dyspepsie. Autres fonctions, normales ; mais douleur, supportable, dans la cuisse droite, datant de 2 ans. — 18 bains, 6 douches. — Eau de la Petite-Source et de La Vernière, en boisson.

15 jours après sa première cure thermale, M. X... se trouve assez bien pour pouvoir écrire et dessiner avec précision. Toute agitation était alors disparue, les voies digestives étaient en bon état, le tremblement *choréique,* surtout, était amplement diminué. Cette amélioration s'est soutenue, sauf quelques légères réminiscences, surtout pendant les temps d'orage. M. X..., que nous avons revu en 1857, se trouve dans un état satisfaisant.

§ 3. — Paralysies et surtout paraplégies.

TRENTE-SIXIÈME OBSERVATION.

Hémiplégie par apoplexie. — 8 mois. — 1ʳᵉ *cure.* — Presque guérison.

M. le docteur X... est âgé de 74 ans, doué d'un tempérament sanguin et nerveux, d'une bonne constitution, et a mené, jusqu'à ce jour, une vie très-active. Frappé, il y a 8 mois, d'apoplexie, avec hémiplégie du côté droit, ce vénérable confrère nous arrive dans un état d'impotence à peu près complète : le membre supérieur privé de tout mouvement, et l'inférieur n'exécutant que des mouvements très-limités. Obtusion de la sensibilité. La marche n'est possible qu'avec le secours d'un bras étranger. — Dès le 8ᵉ bain, M. le docteur X... peut écrire une longue lettre, il marche seul ; après le 10ᵉ, le mieux persiste, et si ce n'est point une guérison complète, c'est du moins une amélioration inespérée. — Nous avons appris que ce digne confrère avait succombé, plus tard, à une pneumonie aiguë.

TRENTE-SEPTIÈME OBSERVATION.

Hémiplégie *congestive*. — Antécédents rhumatismaux. — 6 mois. —
1re *cure*. — Guérison.

50 ans; lymphatique, bonne constitution, vie sédentaire.
Mme X..., issue de parents rhumatisés, habituellement impres-
sionnée par les variations atmosphériques, a été prise, depuis
8 mois, sans cause appréciable, d'une *hémicranie* (côté gauche)
que l'on attribue à un *chaud et froid*. Le mal devenant plus intense au bout de 5 mois, il est fait une application de sangsues,
derrière l'oreille du côté malade; au même instant, et pendant
la chute de ces annélides, la douleur disparaît complétement,
mais la malade se trouve prise d'une violente crise de *coliques
d'estomac* et d'une hémiplégie du côté gauche. — La paralysie
n'atteint que le mouvement; mais la malade est obligée de passer
dans son lit 5 longs mois, durant lesquels elle éprouve fréquemment des douleurs vagues dans les membres sains. Elle quitte
son lit, à cette époque, pour se faire porter à La Malou, où elle
arrive dans l'état suivant (juin 1853): la motilité est, comme
d'habitude, presque nulle dans le membre supérieur, tandis que
la malade peut faire quelques pas dans sa chambre, en s'appuyant
sur l'épaule de son domestique.

Les premiers bains réveillent des douleurs articulaires, à l'état
sub-aigu; mais, dès le 12e bain, Mme X... peut porter la main gauche sur la tête, et marcher seule, dans sa chambre ou sur un sol
uni. A son départ, la guérison est à peu près complète, et elle
ne s'est point démentie.

TRENTE-HUITIÈME OBSERVATION.

Hémiplégie (syphilis). — Traitement spécifique. — Guérison, laissant de
la faiblesse et des contractures du côté affecté. — 2 *cures*. Guérison.

Un marin, âgé de 28 ans, n'ayant jamais eu d'autre maladie
que quelques accidents syphilitiques, dont la manifestation remonte à 5 ou 6 ans, est pris, il y a 2 ans environ, d'une hé-

miplégie, lente et progressive, du côté droit, avec tiraillements et contracture dans les membres affectés, et surtout dans le membre supérieur. Après bien des traitements, on finit par supposer que cet état pourrait bien dépendre d'une exostose intra-crânienne. Un traitement est institué dans ce but, et l'expérience ne tarde point à donner raison à ce diagnostic. L'extrémité inférieure recouvre bientôt ses mouvements, mais l'amélioration est très-lente, du côté du membre supérieur. Il reste, dans l'un comme dans l'autre, quelques tiraillements et un peu de contracture. B... ne peut écrire, et les mouvements de l'extrémité supérieure ne sont ni libres, ni bien étendus. Après avoir fait, à Balaruc, une cure, dont l'effet ne répond point à l'impatience du malade, ce dernier arrive à La Malou, au mois de février 1853, dans l'état que nous avons indiqué. A la suite d'une saison de 27 bains, amélioration sensible; la contracture et les tiraillements ont disparu; les articulations et les muscles acquièrent de la force et de la souplesse, les mouvements sont plus précis: B... commence à pouvoir écrire: — Une seconde cure, faite au mois de janvier suivant, complète la guérison.

TRENTE-NEUVIÈME OBSERVATION.

Paralysie de l'enfance. — Paraplégie. — Paralysie du voile du palais.—
1 mois 1/2.— 1 *cure.* — Guérison immédiate.

Au mois d'octobre 1856, on porte, à La Malou, un enfant de 3 ans, atteint depuis 1 mois 1/2 d'une paralysie, caractérisée par la perte presque complète des mouvements des extrémités inférieures, et surtout par la paralysie de l'arrière-bouche (sans nul changement de couleur, sur les parties accessibles à l'œil). L'enfant ne peut ni avaler les liquides, qui refluent par les fosses nasales, ni souffler une chandelle; sa voix est rauque et surtout nasillarde; il se plaint d'avoir *mal aux jambes*. Toutes les fonctions s'exécutent comme dans l'état normal. Voici les commémoratifs : durant les chaleurs de l'été, il s'était manifesté, chez cet enfant, une légère *éruption* à la peau, pour laquelle la mère jugea à propos d'appliquer un petit vésicatoire au bras du jeune malade. Mais une escarre gangréneuse superficielle s'étant établie sur la plaie, on appelle le médecin ; et, après l'emploi de moyens appropriés, la plaie est cicatrisée ; toutefois, on s'aperçoit aussitôt que l'enfant ne marche qu'avec difficulté. Le médecin, aussi capable qu'intelligent, constate une paralysie incomplète du mouvement dans les deux membres du côté gauche. Mais le membre supérieur se trouve bientôt dégagé, tandis que l'extrémité inférieure saine, se trouvant prise, la marche devient impossible ; ce n'est qu'après un mois de temps que l'arrière-bouche, et surtout le voile du palais, devient tout à coup le siége de la paralysie (il y a 15 jours), qui persiste encore avec la paraplégie dont nous avons parlé.

Le mal ayant résisté à toutes sortes de moyens employés pour le combattre, on nous adresse cet enfant qui, dès le 4ᵉ bain, commence à marcher assez bien, peut boire, éteindre une chandelle en soufflant, et qui repart complétement guéri après avoir pris 15 bains. La guérison s'est très-bien soutenue. Grâce à la préoccupation maternelle, nous avons revu cet enfant, très-bien portant, durant la saison de 1857.

QUARANTIÈME OBSERVATION.

Paraplégie incomplète par causes dépressives et après spermatorrhée. — 1ʳᵉ *cure.* Grande amélioration. — 2ᵉ *cure,* 2 mois après. —Guérison.

39 ans ; bilioso-nerveux, constitution sèche ; M. de... nous est adressé, en 1852, par un praticien justement distingué, avec les lignes suivantes : « Il vous sera facile de voir que vous avez affaire à un système nerveux, et particulièrement à une innervation rachidienne, qui déménage, de plus en plus, par suite d'une maladie, survenue sous l'influence de causes diverses puissantes et prolongées d'énervation. »

M. de... nous apprend que, de 14 à 25 ans, il a *usé* et *abusé* de toutes *choses*, y compris l'étude (sorti à 20 ans de l'école Polytechnique avec le nº 1). A dater de 25 ans, sa vie est régulière, mais il continue à s'adonner avec passion aux études les plus sérieuses (chagrins poignants, fréquentes *crispations épigastriques*, surtout avant le repas du matin). Marié à 34 ans. Pris, dès l'année suivante, de palpitations, avec tendance à l'essoufflement (bruit de souffle prononcé). On diagnostique une *hypertrophie* du cœur. A dater de cette époque, affaiblissement progressif, endolorissement du côté de la région précordiale, lypothimies fréquentes ; pouls, tantôt *désordonné* et parfois presque insensible ; dyspepsie. — Un examen plus approfondi, ayant montré que le bruit anormal du cœur n'est perçu que quand le malade se tient debout, on suppose l'existence d'une *affection de la moelle épinière*. — De 35 à 38 ans, alternatives de mal et de moins bien ; mais, au moment où M. de... se trouve le plus soulagé, survient une spermatorrhée qui dure 3 mois, et, à la suite de cet accident, manifestation de symptômes paralytoïdes dans les extrémités inférieures ; roideur dans toute la région spinale, s'accompagnant au moindre mouvement d'un sentiment de douleur, avec craquement sec dans cette région. La faiblesse augmente et M. de... est obligé de garder, pendant 4 mois, son lit qu'il ne quitte que pour se rendre à nos thermes. Amaigrissement très-prononcé, marche possible, mais avec une canne et en *sautillant* (sensation du *sol élastique*) ; obtusion de la sensibilité dans les extrémités atteintes ; douleurs dans la région rachidienne déterminant des tiraillements dans les membres inférieurs ; anorexie, dyspepsie, constipation, difficulté notable dans l'émission de l'urine. A la suite de cette première cure, l'amélioration est sensible ; quelques semaines après, tous ces symptômes, assez peu rassurants, étaient à peu près disparus ; et, au bout de 3 mois, M. de... revenait faire sa deuxième et dernière saison, car la guérison ne s'est point démentie.

QUARANTE-UNIÈME OBSERVATION.

Age critique. — Paraplégie congestive, datant de 6 mois. — 1re *cure*. Guérison médiate, peu de jours après. — 2e *cure*, l'année suivante. — État satisfaisant.

Mme X...., issue d'un père hémiplégique, est âgée de 43 ans, douée d'un tempérament nerveux et sanguin et d'une bonne constitution. Mariée à 16 ans, elle a eu 5 enfants et fait 5 fausses couches ; le dernier accouchement date à peine de 3 ans 1/2.

Prise depuis 1 an, sans cause appréciable, pendant 4 mois consécutifs, et *toujours 48 heures avant l'arrivée des règles*, dans la cuisse droite, d'une douleur sur-aiguë qui disparaît spontanément au bout de 3 jours. Au 5ᵉ mois, reproduction du même accident, qui, cette fois, s'accompagne d'une *leucorrhée* des plus abondantes (ayant duré 15 jours), et surtout d'une incontinence d'urine et d'une constipation opiniâtre avec four-millements dans les extrémités inférieures et picotements très-incommodes à la pointe de la langue (surtout après avoir parlé). Dès l'arrivée de l'époque menstruelle suivante, aggravation im-médiate et manifestation d'une *paraplégie complète*, persistant depuis 6 mois. Notons encore une céphalalgie insolite et un affaiblissement notable de la vue du côté droit, ainsi que la sen-sation, — commune en pareil cas, — comme d'un cercle lombo-abdominal. Conservation de la sensibilité, sauf à la plante des pieds, point sur lequel Mᵐᵉ X... semble éprouver la sensation du contact d'un corps rugueux. Ajoutons que, lorsque la malade est en voiture, la moitié inférieure du corps semble ne plus *tenir au tronc*, et que Mᵐᵉ X... peut à peine faire quelques pas dans sa chambre, en s'appuyant sur un bras étranger. Notons, enfin, que depuis 3 mois, la malade avait éprouvé, pendant 8 à 10 jours consécutifs, une douleur sur-aiguë dans le membre inférieur gauche. Fonctions normales, miction à peu près soumise à la volonté. Douleurs erratiques durant les premiers jours de la cure. La malade repart sans avoir obtenu d'effet sensible, mais, dès son arrivée chez elle, il se produit dans son état une amé-lioration inespérée et qui va enaugmentant jusqu'à la guérison, qui devient bientôt à peu près complète.— Mᵐᵉ X... revient l'an-née suivante dans un état satisfaisant.

QUARANTE-DEUXIÈME OBSERVATION.

Age critique.— Paraplégie succédant à une application de sangsues au fondement. — 1ʳᵉ *cure.* Amélioration notable. — 2ᵉ *cure*, l'année sui-vante. — Guérison.

48 ans ; lymphatique et nerveuse, bonne constitution ; issue d'une mère qui était sujette au rhumatisme, Mᵐᵉ de X... a été frappée de paraplégie dans les conditions suivantes :

On lui avait prescrit, il y a 18 mois, une application de sang-sues au fondement, à l'occasion de quelques troubles fonctionnels, déterminés ou influencés par l'âge critique ; mais, dès la chute de ces annélides, manifestation immédiate de la paralysie des extrémités inférieures avec douleur dans la région lombaire. Séjour forcé au lit ; troubles consécutifs du côté des voies digestives, la malade pouvant supporter à peine, durant les 6 premiers mois, 2 ou 3 cuillerées de lait ou de bouillon gras dans les 24 heures. A cette date, Mme de X... se fait transporter à la campagne, malgré l'avis formel des médecins ; là, elle essaye de prendre des aliments excitants que son estomac supporte à merveille ; bref, elle finit par reprendre un peu de force et par pouvoir se tenir assise dans un fauteuil. Dans cet état, elle se fait porter à La Malou, vers le mois de juillet 185... Ni déformation, ni douleur, sur un point quelconque du rachis, soit à la pression, soit au contact d'une éponge trempée dans l'eau chaude ou froide. Toutefois persistance de la douleur lombo-abdominale et de la paraplégie. La malade ne peut faire un seul pas, même quand elle est soutenue ; il lui semble que les extrémités inférieures sont comme enveloppées dans du coton cardé ; quand on la soutient un instant sur ses pieds, il lui semble que ces derniers ne sont point posés sur le sol, mais comme sur un tabouret. Obtusion de la sensibilité dans les membres affectés. Peu d'appétit, mais ventre assez libre.

Une cure de 18 bains et de 7 douches (en 35 jours) produit une amélioration sensible, mais graduelle. — Revenue l'année suivante, la malade repart, à peu près, complétement guérie. Nous avons appris que la guérison s'était soutenue et que Mme de X... jouissait d'une bonne santé.

QUARANTE-TROISIÈME OBSERVATION.

Paraplégie (hystérique?) après une application de sangsues aux chevilles. — Puis, à la suite d'une semblable application sur les lombes, hémiplégie, qui guérit en laissant subsister la paraplégie. — 2 *cures* à 2 mois d'intervalle. — Guérison de la paraplégie. — 1re récidive, 7 mois après la 1re cure. — Guérison. — 2e récidive, 9 mois après. — Mort.

25 ans ; nerveuse, lymphatique et délicate ; couturière ; n'ayant jamais éprouvé de maladie grave, sauf une céphalalgie insolite survenue à la suite d'une vive frayeur, 6 mois avant la manifes-

tation de la maladie actuelle. Prise subitement, dans les premiers jours de janvier 1853, d'un accès de céphalalgie des plus intenses et que l'on croit devoir combattre par une application de sangsues aux malléoles ; mais la chute des sangsues est suivie immédiatement d'une paraplégie complète avec douleur aiguë dans la région lombaire. Une nouvelle application de sangsues sur ce dernier point est encore accompagnée d'une hémiplégie à droite, survenue immédiatement après la chute des annélides, et suivie d'un sentiment de faiblesse générale avec obtusion de la sensibilité sur toute la surface cutanée et de sensation comme d'*intersection du tronc* à la région lombaire. Après 6 mois de séjour dans le lit, la malade se relève avec sa paraplégie *seulement*, et c'est dans cet état qu'elle se fait porter à La Malou, d'où elle emporte une guérison complète, en deux saisons faites à 2 mois d'intervalle.

Cependant, au bout de 7 mois, la paraplégie se manifeste d'une manière inopinée avec sentiment de faiblesse spinale. Nouvelle cure thermale, suivie d'une nouvelle guérison, qui *dure* 9 *mois* consécutifs. A cette date, troisième réapparition de la paraplégie, suivie cette fois, nous dit-on, d'accidents cérébraux qui emportent la malade.

QUARANTE-QUATRIÈME OBSERVATION.

Paraplégie (hystérique?).— Symptômes de chlorose.— 2 *cures* à 2 mois d'intervalle.— Guérison.

Mlle X... est âgée de 24 ans, lymphatique, délicate et surtout très-impressionnable. Sujette depuis 3 ou 4 ans à des douleurs hypogastriques assez aiguës et semblant avoir aujourd'hui pour point de départ la région vulvo-utérine. Notons que depuis 16 mois environ ces douleurs déterminent des crises nerveuses qui obligent la malade à garder le lit (6 mois durant) ; ajoutons que ces crises s'accompagnent de la sensation comme d'une *corde tendue* du pubis à l'épigastre, sensation très-douloureuse avec sentiment de chaleur générale (sauf aux pieds), et comme de brûlure dans la région hypogastrique. Notons, surtout, la paralysie complète du mouvement dans les extrémités inférieures avec hyperesthésie, datant de plus d'un an. Insomnie, constipation, sueurs abondantes ; menstruation régulière, mais quelques symptômes de chlorose. Ajoutons, enfin, que la malade aurait rendu, dans le temps, à la suite d'une cure faite à Saint-Sauveur, une grande quantité de sable rougeâtre avec les urines.

Cette première saison thermale, à La Malou, produit une amélioration assez sensible et qui est couronnée par la guérison à la suite d'une deuxième cure faite au bout de 2 mois. — Mlle X... jouit d'une bonne santé.

QUARANTE-CINQUIÈME OBSERVATION.

Paraplégie par sidération.— 2 ans.— Une seule *cure* sans effet immédiat.

Une jeune personne, âgée de 27 ans, nerveuse, lymphatique et délicate, se trouve, presque seule, dans une église, au moment où la foudre éclate sur cet édifice. Les premiers effets de la sidération passés, Mlle X... peut arriver chez elle en s'appuyant sur le bras de sa domestique. Un instant après, elle était frappée d'une paraplégie qui persiste encore ; l'événement remonte à 2 ans. Au bout de 10 à 12 mois, on aperçoit une légère saillie des apophyses épineuses des trois dernières vertèbres dorsales. Aujourd'hui, faiblesse, amaigrissement, anorexie et dyspepsie, constipation ; peau tantôt sèche et rugueuse, tantôt recouverte d'une transpiration abondante ; menstruation régulière. La malade peut se tenir debout, durant quelques instants ; elle fait même quelques pas dans sa chambre, malgré l'état de faiblesse générale et locale. La sensibilité est conservée dans les membres affectés ; la saillie vertébrale dont nous avons parlé est assez peu sensible et sans douleur à la pression. Une cure, faite en 1853, n'amène aucun résultat immédiat bien sensible. Nous regrettons de manquer de nouvelles sur l'état de cette intéressante malade.

QUARANTE-SIXIÈME OBSERVATION.

Paraplégie et marasme par excès d'onanisme, chez un enfant de 4 ans. — 1re *cure*. Amélioration équivalant à la guérison. — 2e *cure*, l'année suivante. — État satisfaisant.

Au mois d'août 1852, M. le docteur Bertrand, agrégé de la Faculté de Montpellier, nous adresse un enfant de 4 ans, atteint d'une *impotence complète* des extrémités inférieures, survenue à la suite d'excès d'*onanisme*.

Le père du jeune malade (ouvrier intelligent) nous dit qu'il s'est aperçu, il y a 15 mois, que son fils se livrait, avec fureur, à cette funeste habitude. Bientôt l'enfant, devenu faible et très-amaigri, ne peut plus marcher ; il est paraplégique. Toujours disposé à manger, digérant mal, urinant avec beaucoup de difficulté, quand il n'y a point incontinence, et se tenant toujours accroupi sur son lit, il a fallu du temps et force menaces pour couper court au mal. On a atteint ce but, grâce aux soins intelligents du médecin et à l'active surveillance du père. Restait la paraplégie, avec quelques contractions involontaires des muscles fléchisseurs des quatre membres, la faiblesse et un amaigrissement squelettique. — Amélioration inespérée, à la suite de cette première cure. Déjà l'enfant peut se tenir debout, bien qu'avec la condition d'appuyer son dos contre un meuble. Nouvelle saison, l'année suivante. Cet enfant arrive méconnaissable; il court comme les enfants de son âge ; il a surtout repris beaucoup d'embonpoint. Toutefois, l'examen de la colonne vertébrale nous fait constater une saillie notable de l'apophyse épineuse et même *du corps* de la 5e vertèbre cervicale, sans douleur à la pression, et sans qu'il résulte de cet état aucune gêne apparente, dans l'exercice des mouvements.

QUARANTE-SEPTIÈME OBSERVATION.

Paraplégie par excès de coït. — Prédisposition apoplectique.—
1 *cure.* Guérison.

Issu d'un père et d'une mère apoplectiques, X..., agriculteur, âgé de 50 ans, sanguin et nerveux, est apporté, il y a 5 ans, à La Malou, atteint d'une paraplégie à peu près complète. Le mal remonte à 1 an, bien que la cause ait une date déjà bien ancienne. Aux diverses causes d'affaiblissement inhérentes à sa position, est venue s'ajouter une vraie fureur pour le coït, fureur qui, depuis sa jeunesse, est allée en augmentant, à ce point que, depuis 2 ans, l'acte est suivi, pendant 15 à 20 minutes, de la perte immédiate *des sens, de la raison et de la conscience de l'existence.* La paraplégie a débuté par une douleur hypogastrique aussi intense que profonde, s'irradiant aux bourses et à la cuisse gauche, avec impossibilité absolue de marcher. Douleurs sourdes, mais continuelles, dans la région spinale, et plus spécialement dans la région lombaire ; anorexie; constipation très-opiniâtre ; besoin incessant d'uriner et douleurs vives pendant la miction. Le malade prétend n'avoir point dormi une heure en 9 mois. Il a passé 6 mois le corps comme doublé et penché en avant. — Nous constatons une saillie notable des apophyses épineuses de la dernière vertèbre dorsale et des deux premières vertèbres lombaires (1 centim.). Le corps est toujours fortement incliné en avant, et le malade ne peut faire quelques pas dans sa chambre qu'en s'appuyant sur deux bâtons. — Au 8e bain, cet homme dort, mange, n'est plus constipé, et urine sans douleur. Il ne tarde pas à poser ses bâtons, et repart, après avoir pris 18 bains, dans un état assez satisfaisant. Nous apprenons, l'année suivante, que X... travaille et qu'il se porte bien.

QUARANTE-HUITIÈME OBSERVATION.

Paraplégie complète, par excès de coït.— 1re *cure*. Amélioration importante. — 2e *cure*, 3 mois après.—Guérison médiate, qui se maintient.

M. X... est âgé de 41 ans ; bilioso-nerveux, bonne constitution, mais ayant traversé une jeunesse orageuse (*abus* et *excès* de toute espèce). Nulle influence morbide héréditaire, ni d'autre dyscrasie que celle provenant des nombreux accidents d'un âge dont l'abus le plus grave n'a peut-être pas été aussitôt oublié.

Pris, dans les premiers jours de janvier 185..., d'une légère attaque de lombalgie, reparaissant à peu près tous les 15 jours, jusqu'à la fin du mois de mars suivant, et qu'on attribue à une influence rhumatismale. Ces crises avaient été passagères; mais la dernière dure 1 1/2 demi (jusqu'au 15 avril), époque à laquelle le mal prend un caractère plus grave, revêt les symptômes de la paraplégie, et oblige le malade à garder le lit. Notons, toutefois, que, depuis quelque temps, la constipation était plus opiniâtre que d'habitude, et que le malade éprouvait de la difficulté dans l'émission de l'urine. Avant la fin du mois d'avril, la paraplégie est complète, y compris l'impuissance, la paralysie de la vessie, la persistance de la douleur lombaire, l'insomnie, l'amaigrissement progressif, etc. Ajoutons qu'à la suite d'une application de ventouses, la douleur lombaire aurait beaucoup diminué, qu'il y aurait eu tendance de la part de la vessie à reprendre ses fonctions (on avait administré *4 pilules* avec l'extrait de noix vomique), et qu'il se serait produit, bientôt après, une légère rémission dans l'état du malade. Transporté à La Malou dans les premiers jours de juin, M. X... sent encore beaucoup de roideur dans la région rachidienne, et principalement au niveau des lombes, s'accompagnant d'un sentiment de faiblesse extrême dans la moitié inférieure du corps, laquelle se trouve privée de sentiment et de mouvement ; constipation très-opiniâtre ; miction à peine libre (on est obligé de sonder le malade une ou deux fois pendant son séjour aux eaux). Point de fièvre, mais insomnie et sensation du besoin de prendre des aliments. — Les premiers bains ramènent le sommeil, et réveillent quelques douleurs articulaires ; une amélioration sensible et progressive suit cette première saison, et, après 25 jours, le malade peut marcher seul avec une canne. — Nouvelle cure ; au mois de septembre suivant. M. X... éprouve, à cette date, quelques fourmillements dans les pieds ; le membre inférieur droit est plus faible et plus engourdi que le gauche ; les urines coulent assez librement ; retour de la puissance virile ; persistance de la constipation ; sensation passagère, comme de quelques *coups de lancette* au niveau de la première vertèbre lombaire. Peu de semaines après cette nouvelle cure, M. X... pouvait vaquer à ses affaires. Cet intéressant malade, que nous revoyons chaque année, éprouve bien encore quelques légères réminiscences du mal, mais rien ne paraît au dehors.

QUARANTE-NEUVIÈME OBSERVATION.

Paraplégie à la suite d'une chute sur le siége. — 3 mois. — 1 *cure*. Guérison.

Une femme de la campagne, âgée de 57 ans, et très-bien constituée, fait, il y a 3 mois, une chute du haut d'un arbre, sur le siége, et se trouve prise au bout de 24 heures (quand elle a recouvré sa connaissance) d'une douleur *cuisante* dans le membre

supérieur droit et dans l'extrémité inférieure du côté gauche.
Paralysie des sphincters ayant duré 20 jours. Le membre supérieur se dégage peu à peu, mais la paraplégie succède à cet état,
avec un sentiment de lourdeur et de faiblesse dans la région
dorso-lombaire; roideur et tiraillement douloureux dans la région lombo-abdominale, se propageant aux extrémités affectées;
hypéresthésie très-prononcée dans ces dernières, dont les mouvements sont encore très-difficiles et peu étendus. A son arrivée
aux eaux, la flexion du corps en avant est impossible; la malade
peut, néanmoins, faire quelques pas dans sa chambre au moyen
de deux bâtons. — Les premiers bains réveillent quelques douleurs spinales; au 11e bain, retour complet de la sensibilité
normale; cessation de la douleur et surtout de la roideur lombaire; peu à peu, marche facile, et guérison complète, au moment du départ (16 bains, 4 douches).

§ 4. — Chloro-anémie.

CINQUANTIÈME OBSERVATION.

Chloro-anémie. — Symptômes paraplégiques. — 1 *cure*. Guérison.

36 ans; lymphatique, nerveuse, délicate, Mme X...a fait 2 fausses couches et 2 enfants à terme (le dernier depuis 7 ans). A la
suite d'une métro-péritonite, aussi grave qu'ancienne, la malade aurait conservé une prédisposition marquée aux irrita-
tions gastro-intestinales, une douleur sourde dans la région de
l'ovaire droit, et une grande tendance à l'ennui et à la tristesse.
Depuis plusieurs années, Mme X... éprouvait aussi un sentiment de
faiblesse générale, plus prononcée dans les extrémités inférieures, principalement du côté droit, quand, se trouvant à Paris, il y
a un an, elle se voit prise, durant ses courses dans la capitale,
d'une *hémiplégie* de tout le côté droit, y compris cette partie de
la face. A mesure que ces symptômes diminuent d'intensité, la
faiblesse des extrémités inférieures augmente, et Mme X... nous
arrive avec une paraplégie incomplète, se compliquant de l'état
chloro-anémique le plus prononcé, avec exagération dans la

menstruation ; essoufflement à la suite du moindre mouvement; dyspepsie ; alternatives de diarrhée et de constipation ; faiblesse extrême. Une première cure produit une guérison aussi prompte que complète. — Mme X... revient faire, l'année suivante, ce qu'elle appelle une saison de précaution.

CINQUANTE-UNIÈME OBSERVATION.

Chloro-anémie. — Etat névralgique. — 1 cure. Guérison.

Mme X..., lymphatique et délicate, mariée à 15 ans, avait déjà eu 4 enfants à l'âge de 19 ans. Un avortement, provoqué à cette époque de sa vie, par un coup reçu sur le ventre, détermine chez elle une maladie grave et qui ne dure pas moins de 2 ans. Mme X... passe les 5 années suivantes dans un état moral des plus pénibles, déterminé surtout par son veuvage. Remariée à 30 ans, elle fait 4 fausses couches, dont la dernière ne remonte qu'à 3 mois.

Notons qu'il y a 1 an 1/2, Mme X... avait été prise subitement, à la suite d'une vive émotion morale, d'une douleur aiguë dans la région cervicale, avec irradiation dans le membre supérieur gauche; que cette douleur, après avoir obligé la malade à garder le lit, a présenté, depuis, des alternatives de rémission et d'exaspération, et que l'état de Mme X... s'est aggravé durant cette dernière grossesse, et surtout depuis la fausse couche. Métrorrhagies fréquentes et plus abondantes les unes que les autres; douleurs hypogastriques; violents accès de névralgie trifaciale, à l'un desquels succède une crise de névralgie utérine des plus intenses, et qui ne dure pas moins de 6 semaines ; ajoutons un engorgement du col utérin, traité, de même que les accès de névralgie, par un médecin distingué des hôpitaux de Paris, M. le Dr Demarquai. A son arrivée, Mme X... nous présente un état de chloro-anémie des mieux caractérisés, avec exagération dans la fonction cataméniale, sentiment de pesanteur hypogastrique, affaiblissement de la mémoire et grande faiblesse générale, avec amaigrissement et irritabilité extrêmes.

Une guérison des plus complètes suit immédiatement cette

première cure; guérison qui s'est parfaitement soutenue, car nous avons revu Mme X... l'année suivante, jouissant d'une belle santé.

CINQUANTE-DEUXIÈME OBSERVATION.

Etat chloro-névralgique complexe. — Marasme. — Symptômes paraplégiques après une chute de cheval. — 1re *cure*. Bonne amélioration. — 2e *cure*. Bonne amélioration.

Née d'un père sujet au rhumatisme et d'une mère phthisique, Mme de..., âgée de 32 ans, a toujours été délicate, et surtout douée d'une impressionnabilité exquise. Mariée à 17 ans 1/2; fausse couche au bout de 6 mois; plus tard, 2 accouchements à terme, et, depuis 3 ans, avortement provoqué par une chute de cheval. A dater de sa première grossesse, et durant les 8 à 10 années suivantes, névrose vésicale, avec hématurie, revenant par accès assez fréquents, et faisant place à une névrose utérine avec léger engorgement de l'ovaire gauche. Notons qu'à l'âge de 15 ans, Mme de... avait éprouvé une violente attaque de névralgie faciale ayant duré un an; qu'il s'est produit depuis son mariage quelques troubles du côté des voies digestives, une péritonite des plus graves, plusieurs métrorrhagies aussi abondantes que fréquentes, des accidents très-sérieux du côté de la tête, surtout à la suite de la chute dont nous avons parlé; anorexie et dyspepsie habituelles, et, depuis l'époque de la chute en question, douleur lombaire, avec sentiment de faiblesse, qui se propage aux extrémités inférieures, et surtout grande prédisposition à la diarrhée, qu'il lui arrive de garder durant plusieurs mois consécutifs. Ajoutons enfin une faiblesse générale extrême et une susceptibilité nerveuse des plus exquises, symptômes qui, joints à un amaigrissement très-prononcé, semblent avoir imprimé sur la physionomie de cette digne et intéressante malade comme le cachet d'une cachexie chloro-anémique compliquant l'état nerveux.—A son arrivée, Mme de... est comme anéantie par un dévoiement dont elle n'a pu se débarrasser depuis 6 mois, mais qui cesse, dès les premiers bains. Dès lors, aussi, retour graduel des forces. — Nouvelle saison; en octobre suivant, état satisfaisant.

2 ans après, la diarrhée reparaît, à la suite de quelques bains frais, et, avec la diarrhée, coliques et menace du retour de l'ancienne névrose gastro-intestinale. — Nouvelle saison thermale, suivie du même résultat.

Nous sommes loin de croire que Mme de... ait été parfaitement guérie de tous ses maux, ou prémunie contre la souffrance soit morale, soit physique, mais nous constatons les bons et prompts effets de nos eaux sur son état.

CHAPITRE IV.

Appréciation thérapeutique
de l'action des eaux de La Malou-l'Ancien,
appliquées
au traitement [des affections morbides déjà indiquées.

Les faits que nous venons d'exposer sembleraient prouver que nos eaux, bien qu'assez faiblement minéralisées, ne sont point dépourvues de quelque activité, ni peut-être de quelque vertu curative dans le traitement des diverses affections morbides que nous avons indiquées dans le cours de cette monographie.

Nous n'avons point ici à définir cette affection, parfois héréditaire, souvent mobile et protéiforme, généralement diathésique, qu'on appelle *rhumatisme*.

Le diagnostic en est facile dans la grande majorité des cas. Mais, s'il arrive que la maladie débute d'une manière larvée, par une pleurésie, par une endo-péricardite, par une méningite cérébrale ou rachidienne, par une cystite, une métrite ou par une gastro-entérite... *rhumatismales ;* alors, à la difficulté du diagnostic viennent plus d'une fois s'ajouter la gravité du pronostic et la difficulté du traitement.

Aussi, malgré l'opinion contraire de M. le professeur Rostan ([1]), n'hésitons-nous point à admettre des *anomalies rhumatismales*, parce que nous avons vu et que nous voyons tous les jours des viscéralgies, des ophthalmies (amaurose, diplopie, héméralopie), dont la nature ne sau-

([1]) *Gazette des Hôpitaux,* 7 et 14 février 1854.

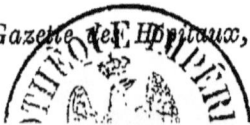

rait être douteuse pour nous, marcher et disparaître le plus souvent, à la suite d'une cure thermale, comme ferait une simple attaque de rhumatisme régulier ; ce qui est dire que nous adoptons les idées des anciens, modifiées par les médecins de l'école de MM. Louis et Chomel, au sujet de la nature *spéciale* de cette affection morbide : voilà pourquoi nous croyons que les sujets des observations de notre première catégorie et quelques autres, atteints, les uns de méningite, et les autres de diverses viscéralgies rhumatismales, ont pu être soulagés et même guérir, par l'usage de nos eaux, qui ne sauraient remplacer la médication antiphlogistique directe, par exemple.

Quant au traitement du rhumatisme, on nous dispensera de faire l'énumération des nombreux moyens plus ou moins rationnels ou empiriques qui ont été mis en usage, depuis la *saignée à blanc*, les globules et les dilutions homœopathiques, jusqu'aux immersions dans l'eau froide, prescrites par le docteur Giannini (de Milan), il y a plus d'un demi-siècle. Une seule question nous intéresse à ce sujet, la voici : toute eau thermale, — pourvu surtout qu'elle soit alcaline, étant, — de l'aveu des hommes de l'art, propre à guérir le rhumatisme, est-ce à dire que toutes les eaux minéro-thermales sont également bonnes ou efficaces et que tout choix à cet égard devient inutile ? Il en est de cette question comme de tant d'autres points de la thérapeutique appliquée ; on sera peut-être longtemps à attendre une statistique précise, éclairée et consciencieuse, l'expérience pouvant seule nous servir de guide, en attendant.

Or, ce qui résulte de l'expérience journalière pour le médecin des eaux, c'est que tels malades guérissent quelquefois sous ses yeux comme par enchantement, après avoir fréquenté en vain diverses stations thermales

D'où il est permis de tirer la conclusion mentionnée précédemment, à savoir : qu'à la connaissance de la maladie et du malade il faut encore ajouter la connaissance du remède ou mieux la médication.

Le sujet de l'observation nº 7, par exemple, avait usé jusqu'à *sursaturation* des eaux sulfureuses les plus actives, les plus riches de température et de composition, et son arthrite (rhumatisme avec épanchement) a cédé à La Malou (ainsi pour les observations 6, 10, 15, 23, 41, etc.).

Aussi, tenant compte des résultats négatifs obtenus ailleurs par les personnes qu'il nous a été donné d'observer, nous semblerait-il possible d'avancer comme règle générale que les eaux de La Malou-l'Ancien conviennent surtout à la femme, aux personnes nerveuses, impressionnables, délicates, à celles chez lesquelles il existe avec le rhumatisme une prédisposition ou surtout une coïncidence avec l'état névralgique, soit partiel, soit général.

Nous avons constaté, en effet, que les personnes appartenant à cette catégorie sont généralement surexcitées par l'usage d'eaux plus actives, plus puissantes par leur minéralisation ou par leur température (Voir nºs 7-23). Par contre, ces mêmes eaux, plus riches que les nôtres, sembleraient convenir de préférence à l'homme fort, sanguin, bilieux, parfois même à certains tempéraments lymphatiques, alors qu'il s'agirait surtout de combattre un rhumatisme fixé depuis longtemps sur une grande articulation, ou compliqué, soit d'une maladie de la peau, soit d'une prédisposition à quelque affection pulmonaire, telle, par exemple, que celle que les anciens appelaient *asthme humide* ou *poitrine grasse...*

Nous donnerions, en effet, dans ces divers cas, la préférence aux eaux salines et surtout aux eaux sulfureuses.

Ce n'est donc que sur les faits que nous établissons l'indication de nos eaux, dans le rhumatisme simple, *nerveux* ou compliqué de goutte, de gravelle, de névralgie, de certaines névroses, ou bien s'accompagnant de troubles fonctionnels du côté du système nerveux central ou des voies hépatique, gastro-intestinale, génito-urinaire (principalement chez l'homme de cabinet, ou chez la femme impressionnable).

Pourrait-on, par suite des bons effets de nos eaux, dans quelques cas de goutte rhumatismale, avec ou sans complication de troubles fonctionnels du côté des voies urinaires, admettre la spécificité des sels neutres et surtout des sels alcalins, dans le traitement du rhumatisme aigu, ainsi qu'on l'a pratiqué en France pour l'azotate de potasse, et comme on le pratique de nos jours en Angleterre (MM. Garrod et O'Connor [1]) pour le bicarbonate de la même base ? Nous ne le pensons pas, attendu que nous ne connaissons aucun remède spécifique, contre le rhumatisme aigu.

Encore un mot, au sujet de la variété de cette affection que nous avons désignée par les mots : *rhumatisme des femmes en couches.*

C'est parce que nous avons vu un certain nombre de cas de rhumatismes de cette espèce, *goutteux, noueux,* à forme généralement chronique et ne présentant *jamais* les symptômes des vrais accès de goutte ; c'est aussi parce que nous n'avons rien trouvé dans les auteurs, au sujet de cette affection qui est, en outre, remarquable par sa ténacité, que nous avons voulu en citer quelques cas, dont nous laissons d'ailleurs l'explication à la sagacité de nos confrères.

Terminons ces réflexions relatives au rhumatisme, en

[1] *Trans. of med. and ch. Soc.,* 1855 ; *The Lancet,* t. II, 1856, dans le *Bulletin de thérapeutique.*

disant que nous avons constaté 122 fois la complication d'*endocardite* sur les 1,664 cas traités à La Malou. — Autre fait : sur 100 personnes (hommes) prises de rhumatisme à l'état subaigu, nous avons trouvé 94 fois l'urine présentant une réaction *acide*, tandis que 63 de ces malades nous ont affirmé avoir rendu, avec ce liquide, une quantité plus ou moins notable de *sédiment briqueté*.

Passons aux névropathies. Il nous eût été facile de citer un grand nombre d'exemples de névralgies partielles ou générales, superficielles ou profondes, guéries ou soulagées par l'usage de nos eaux. Mais nous avons voulu donner un peu plus d'extension à nos réflexions sur la *paralysie*. Quant aux névropathies qui semblent avoir pour siége le système nerveux central, nous nous sommes borné à citer trois observations (23, 24 et 25.) Dans le premier cas, c'est le système cérébro-spinal qui a été primitivement affecté, à la suite d'abus de toute espèce et surtout d'excès sexuels ; dans le deuxième cas, on dirait l'effet d'une réaction de l'utérus sur le système nerveux cérébro-spinal, état auquel on pourrait peut-être ajouter l'influence de la prédisposition rhumatismale, tandis que dans le troisième et dernier exemple, on serait plutôt porté à admettre l'existence d'une congestion, suivie de cette *stase veineuse* dont parlent surtout les médecins allemands, *stase* qui aurait été favorisée ou entretenue par la tendance à la chloro-anémie.

On a vu que chez les sujets de ces trois observations, et surtout dans les deux derniers cas, les résultats obtenus ont été satisfaisants. Malheureusement il n'en est pas ainsi dans tous les cas de névropathie générale et surtout de névrose spéciale.

En citant quelques exemples, pris parmi ces dernières, nous avons cru devoir commencer par l'*épilepsie*. A cette occasion, nous avons regretté de ne pouvoir consigner ici le témoignage authentique de feu le professeur Lallemand qui, peu de temps avant sa dernière maladie, nous avait promis une note spéciale contenant quatre ou cinq observations de guérison d'*épilepsie* par l'usage des eaux de La Malou-l'Ancien. Voici, du reste, comment notre savant professeur avait été amené à conseiller l'usage de ces eaux contre cette cruelle maladie : durant les premières années de son séjour dans le Midi, Lallemand avait été consulté par un grand nombre d'épileptiques. Or, la trop riche pauvreté de la thérapeutique à ce sujet l'ayant porté à demander un jour à feu le docteur Chrestien, praticien alors renommé à Montpellier, quels étaient les moyens qu'il employait en pareil cas, voici quelle aurait été la réponse de ce dernier : « Je ne connais qu'un remède à l'épilepsie, aurait-il dit, c'est l'usage des eaux de La Malou. » — « A dater de ce jour, nous disait Lallemand, j'adressai à ces thermes ceux d'entre mes malades pour lesquels je crus qu'on pouvait rationnellement concevoir quelque espoir de guérison. Mes observations à cet égard, ajoutait-il, ne seront point sans offrir quelque intérêt. »

Aux deux cas de guérison d'*accès épileptiformes* que nous avons cités, nous aurions bien voulu ajouter trois observations de guérison confirmée d'épilepsie. Mais, comme à cette époque nous n'étions point le médecin titulaire de l'établissement, dont nous ne voyions les malades que pendant l'avant ou l'arrière-saison, les détails nous manquent à ce sujet. Notons toutefois qu'un de nos prédécesseurs a cité deux cas d'épilepsie guéris par l'usage des eaux de La Malou-l'Ancien [1].

Nous aurions voulu, à part les cas de catalepsie (obs. 32) et de chorée (obs. 33, 34 et 35), dont nous avons parlé, citer

---

[1] M. Dupré, ouv. cit., p. 103 et 104.

encore quelques autres exemples de névroses diverses, guéries ou soulagées par l'usage de nos eaux ; entre autres un cas d'*asthme nerveux*, datant de vingt ans, chez un vieillard qui était venu à La Malou pour une névralgie sciatique, et dont la double guérison remonte à quatre ans..... Mais il est temps d'aborder la question non moins importante de la paralysie, et surtout des diverses paraplégies traitées par l'usage de nos eaux.

On a dit tout récemment à la *Société d'hydrologie médicale de Paris* ([1]) des choses très-intéressantes, au sujet de la paralysie traitée par les eaux minérales. Mais peut-être regretterait-on que le nombre des médecins qui ont pu parler d'après leur propre expérience ait été aussi restreint. Peut-être aussi M. Sandras, qui faisait sur ce point des réflexions aussi sages que judicieuses, n'eût-il point voulu qu'on exigeât de lui ce qu'il semblait demander à ses confrères des eaux, s'il eût été le médecin de Balaruc, de Bourbonne ou de Néris.

Lorsqu'on aura dit tout ce qui a été vu et bien observé sur ce point important de la thérapeutique, les maîtres de la science pourront bien mieux coordonner les faits, les classer et en tirer surtout des conclusions utiles.

Quelques cures, assez remarquables, — surtout en fait de paraplégies, — opérées durant ces dernières années aux eaux de La Malou-l'Ancien, ont donné à ces thermes une certaine réputation d'efficacité, qui déjà nous amène des malades atteints de paralysies de toute espèce, y compris celles qui dépendent d'un ramollissement cérébral. Mais, comme le public parle plus spécialement à ce sujet des prétendues *maladies de la moelle épinière*, il nous arrive plus d'une fois d'être obligé de renvoyer, sans espoir de guérison, non-seu-

---

([1]) Voir les *Annales* de cette Société, 1856-1857, t. II.

lement les personnes atteintes de ramollissement, mais encore tels sujets devenus paraplégiques à la suite d'une altération osseuse, par exemple, avec déformation ou diminution sensible, dans le diamètre du canal rachidien, etc.
Mais laissons ces détails.

La proximité, disons aussi la réputation de spécialité
des eaux de Balaruc, sont un peu cause qu'il arrive à La
Malou un petit nombre d'hémiplégiques par apoplexie.
Nous pouvons, toutefois, pour les divers cas que nous avons
observés (obs. 36, 37 et 38), répéter ce qu'a dit M. Dupré
à ce sujet : « Je puis assurer que les eaux de La Malou sont
souvent avantageuses, même pour les paralysies (quelques)
qui sont le résultat d'une apoplexie, et que jamais elles
n'ont causé d'accidents fâcheux entre nos mains. » (Ouvrage cité, p. 98.)

Notons, en passant, que le sujet de l'observation 37e
nous a présenté un exemple assez intéressant de guérison
d'une hémiplégie congestive; que le sujet du numéro 38 a
dû, sans doute, le principe de sa guérison au traitement spécifique antérieur, mais qu'il n'en a pas moins trouvé dans
l'usage de nos eaux le moyen de faciliter le retour des
mouvements normaux dans les membres paralysés. Signalons, surtout, comme un cas de guérison remarquable d'une
paralysie, dite de l'enfance, le sujet de l'observation n° 39.

Nous avons cité, à l'occasion du rhumatisme irrégulier
ou anomal, et des viscéralgies rhumatismales, plusieurs
exemples de guérison de paralysies, et surtout de paraplégies diathésiques; mais nous nous réservions de nous
expliquer ici sur ce sujet important.

Voici comment nous croyons pouvoir classer nos paraplégiques.

A. Paraplégies diathésiques (rhumatismale, vénérienne,
scrofuleuse, saturnine....., etc.).

B. Paraplégies sans matière, nerveuses.....

C. Paraplégies congestives et par *réaction* de l'utérus sur la moelle épinière ou sur ses enveloppes.

D. Paraplégies par épuisement, par abus, par excès..... (onanisme ; coït et surtout coït debout.....), par l'abus du tabac à fumer ?

E. Paraplégies par anémie ou chloro-anémie, soit spontanées, soit consécutives à une maladie grave, à des hémorrhagies abondantes.....

F. Enfin, paraplégies traumatiques.

Un mot touchant l'action de nos eaux dans ces divers cas :

1° La paralysie rhumatismale, ainsi que celle qui est due à l'action du froid et de l'humidité, guérissent assez généralement à La Malou (obs. 1 à 5 inclusivement ; 12 à 14 inclusivement), les autres paralysies diathésiques y sont assez souvent soulagées à la suite d'un traitement *spécifique* (obs. 38) ;

2° On constate plusieurs cas de guérison de paraplégies, dites nerveuses (obs. 43 et 44) ;

3° Les bons résultats seraient peut-être plus nombreux dans les cas de paraplégie, dite congestive (et utéro-spinale), surtout chez la femme (obs. 14, 15, 41 et 42) ;

4° Dans la paraplégie *par épuisement, par abus, excès*, etc., le nombre des guérisons serait plus restreint ; bien que nous puissions en citer un certain nombre (obs. 46, 47, 48) ;

5° Mais c'est dans la paraplégie par *chloro-anémie* que l'action bienfaisante de ces eaux semble se montrer de préférence (14 sur 32), V. *Tabl. gén.* ;

6° Enfin, quelques paraplégies traumatiques sont soulagées ou même guéries, à La Malou.

On a essayé d'expliquer la paralysie survenant immédiatement après une émission sanguine : bornons-nous à citer comme exemples les numéros 37, 41, 42 et 43.

Parlerons-nous des bons effets des eaux de La Malou dans le traitement de la chlorose, de l'anémie, des troubles menstruels avec ou sans prédominance de cette sorte d'*éréthisme utérin* que l'on observe assez communément vers l'âge de la puberté ou durant les premières années qui suivent l'éruption du flux cataménial ; de l'état chloro-anémique essentiel ou consécutif, de la cachexie palu-déenne ? Mais ces détails, quelque intéressants qu'ils fussent d'ailleurs, nous entraîneraient trop loin. Enfin, nous voudrions bien signaler aussi la complication de l'état soit nerveux, soit névralgique général, avec la chloro-anémie chez la femme surtout (obs. 50, 51 et 52) ; mais ce serait dépasser les bornes d'une monographie.

Avouons, en finissant, que la vue d'un certain nombre de paraplégiques, guéris ou soulagés sous nos yeux, a dû stimuler notre zèle au sujet de l'étude de la nature, de l'é-tiologie et du diagnostic de cette affection morbide, alors surtout que le plus grand nombre de ces malades nous arrive avec des *paraplégies* attribuées souvent par des mé-decins distingués, soit à une *myélite*, sans ou avec *ramol-lissement*, soit à une *affection nerveuse*, ou à une *irritation spinale*, soit plus simplement à une maladie de la *moelle épinière*. Or, nous regrettons que la plupart des auteurs qui ont écrit *ex professo* sur cette matière n'aient point assez vu et observé par eux-mêmes.

Hâtons-nous de dire que sur près de 300 paraplégies (292), qu'il nous a été donné d'observer durant ces der-nières années et dont nous avons pris note, c'est à peine si nous avons rencontré *un seul cas*, offrant les symptômes d'une *myélite avec ramollissement*. Or, toutes les fois qu'il s'est agi de paraplégies de cette espèce, — paraplégies *dési-gnées et caractérisées* par divers médecins, — et que nous avons vu la maladie guérir ou s'améliorer d'une manière très-notable sous l'influence d'une cure thermale, nous avons cru devoir conclure à la non-existence d'un *ramollissement*. Pour nous, en effet, le type de la vraie *myélite* serait le résultat du traumatisme accidentel. C'est dans un cas de cette espèce, que nous avons rencontré le *seul exemple* de paraplégie dans lequel nous ayons pu rationnellement admettre l'existence d'un ramollissement.

On ne saurait nier, en principe, que toute paralysie ne soit le résultat, le symptôme d'une altération quelconque, survenue dans les divers points du système nerveux, central ou périphérique. Tout le monde connaît les effets d'une hémorrhagie cérébrale ou rachidienne, de la présence d'un abcès, ou autre production ou dégénérescence morbide quelconque dans la pulpe nerveuse ou à la surface de cette dernière: on connaît, enfin, les résultats d'une congestion cérébrale ou rachidienne de la section d'un cordon nerveux, etc. Mais, quand il s'agit des paralysies, dites *sans matière*, quelques médecins viennent en contester l'existence. Telle n'était point la doctrine des anciens, telle n'est pas, surtout, l'opinion des praticiens, auxquels l'expérience est venue démontrer l'existence, soit d'apoplexies (MM. Louis, Grisolle), soit de diverses paralysies essentielles (MM. Chomel, Trousseau, Sandras, Vigla, etc.), c'est-à-dire inexplicables au fond, dans l'état actuel de nos connaissances.

Or, s'il faut avouer, signaler même l'impuissance de nos eaux dans le traitement des paralysies symptomatiques en général, il ne saurait en être de même, nous l'avons déjà dit, pour bien des paralysies essentielles ou sympathiques.

Ollivier (d'Angers), qu'il faut bien citer quand on s'occupe de paraplégies, admettait, malgré les tendances de son époque, et distinguait parfaitement la myélite rhumatismale de l'inflammation pure et simple, du prolongement rachidien ([1]); il avait reconnu aussi l'influence de l'utérus et de ses troubles fonctionnels dans la production de certaines paraplégies ; il cite, enfin, quelques exemples de cette dernière affection, ayant pour cause des excès d'onanisme (Voir son obs. 139).

M. Sandras a été surtout très-explicite à ce sujet. (Voir son *Traité sur les maladies nerveuses* et ses leçons à Beaujon, dans la *Gazette des Hôpitaux* des 2, 7, 9, 12 et 16 juillet 1853.)

Enfin, l'Académie de médecine elle-même a cru devoir mettre au concours dans ces dernières années la question des *paraplégies nerveuses.*

Les eaux sulfureuses, chlorurées, ont été surtout préconisées dans le traitement de la paraplégie. Il en a été de même de celles d'*Ischia* en particulier; et dans ces derniers temps, de celles de Wildbald. — Cette réputation des eaux d'Ischia, spéciales, suivant quelques médecins étrangers, nous a déterminé à visiter cette île et ses nombreuses sources thermales. Mais le médecin qui a tant fait pour ces eaux minérales ([2]) a paru assez surpris en nous entendant parler de cette prétendue *spécialité* d'action. — Ajoutons que nous avons vu arriver à La Malou un assez grand nombre de paraplégiques, ayant déjà fait usage des eaux salines, des eaux sulfureuses, et même, — bien qu'une seule fois, — de celles de Wildbald.

Nous croyons donc qu'il conviendrait d'appliquer au

[1] *Traité des maladies de la moelle épinière.*
[2] Nous devons remercier ici M. le docteur Chevalley de Rivas, pour l'accueil, aussi bienveillant que *français*, qu'il nous a fait (en 1854), et pour les renseignements qu'il a bien voulu nous donner au sujet des eaux minérales d'Ischia.

traitement de quelques paralysies et de la *paraplégie*, en général, la distinction dont nous avons parlé au sujet du rhumatisme, avec cette différence, qu'ici les exceptions seraient peut-être moins nombreuses, eu égard à la nature de la maladie et à ses principales causes.

Les effets de l'action, soit primitive, soit secondaire, des eaux de La Malou-l'Ancien, dans la plupart des paraplégies, nous sembleraient donner une idée de la pathogénie de quelques-unes d'entre ces dernières ; ainsi, le spasme, la congestion ou l'hyperhémie, ou bien, si l'on veut, toute autre fluxion, soit active, soit passive, l'anervie, la débilitation et les influences diathésiques, sympathiques,... et surtout la chloro-anémie.

Mais il est temps de nous résumer. Nous avons signalé les principales vertus des eaux alcalino-ferrugineuses et arsenicales de La Malou-l'Ancien; nous avons dit leur efficacité contre le rhumatisme, leur action contre l'état névralgique, leurs bons effets dans quelques névropathies générales et dans certaines névroses spéciales; nous avons parlé surtout de leur action bienfaisante dans le traitement de quelques paralysies et plus spécialement de certaines paraplégies. Nous avons ajouté quelques mots au sujet de leur efficacité dans le traitement de la chlorose et de l'anémie; nous avons indiqué, enfin, leurs vertus contre la faiblesse, en général, et contre l'élément douleur, spasme, trouble fonctionnel, en particulier. De là, cette action à la fois tonique et sédative, sur toute l'économie, et plus spécialement sur le système nerveux, ainsi que sur tous les organes abdominaux dont nos eaux tendent à établir, à régulariser, ou même, à rétablir les sécrétions diverses, et, en un mot, toutes les fonctions.

Il est incontestable que les bons résultats obtenus par l'usage de ces eaux tiennent primitivement à la nature et à la composition intime de ces dernières ; nous pensons toutefois que la température de cette eau et que le mode de *balnéation* (à eau courante) usité à La Malou ne peuvent que favoriser cette action médicatrice.

Nous ne répéterons point ce que nous avons dit touchant la manière dont on administre les bains de piscine, à La Malou. Mais ce que nous pouvons dire, c'est qu'il n'est pas commun de trouver des sources thermales et surtout des *sources ferrugineuses* dont la température naturelle soit aussi élevée, aussi analogue, et, par suite, aussi agréable et aussi appropriée à la chaleur normale du corps humain.

Ce n'est pas sans raison, d'ailleurs, que l'on a dit qu'une eau minérale était d'autant plus efficace qu'on pouvait l'employer sans modifier, soit en plus, soit en moins, sa température naturelle.

Ainsi, nous avons retracé l'histoire abrégée de l'établissement thermal de La Malou-l'Ancien. Nous avons parlé de ses eaux au point de vue analytique et expérimental. Si nous avons insisté sur l'application thérapeutique de cette médication hydro-thermale, c'est parce que nous tenions à réaliser la promesse que nous avons faite en commençant, d'exécuter surtout notre travail au point de vue pratique. *Ars tota in observatione.*

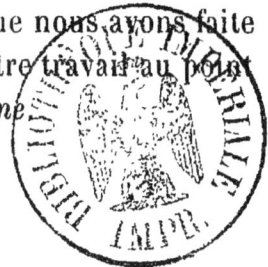

FIN.

TABLE DES MATIÈRES.

CONSIDÉRATIONS GÉNÉRALES. 1

PREMIÈRE PARTIE.

HISTORIQUE ET STATISTIQUE LOCALE.

CHAPITRE I. — La Malou. Son histoire, sa topographie, son climat. 13

CHAP. II. — Eaux de La Malou. Caractères physiques, chimiques; effets physiologiques; mode d'administration. 20

DEUXIÈME PARTIE.

EMPLOI MÉDICAL DES EAUX.

CHAP. I. — Application médicale des eaux de La Malou. . . 33

CHAP. II. — Buvettes. 44

CHAP. III. — Observations cliniques. 50

CHAP. IV. — Appréciations thérapeutiques de l'action des eaux de La Malou-l'Ancien, appliquées au traitement des affections morbides déjà indiquées. 97

FIN DE LA TABLE.

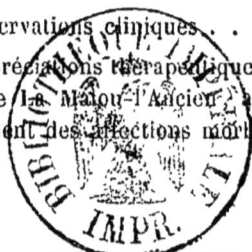

TYPOGRAPHIE HENNUYER, RUE DU BOULEVARD, 7. BATIGNOLLES.
Boulevard extérieur de Paris.

www.ingramcontent.com/pod-product-compliance
Lightning Source LLC
Chambersburg PA
CBHW071211200326
41519CB00018B/5478